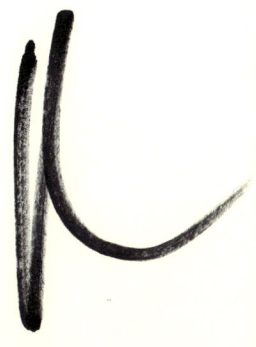

Vitamine, Mineralstoffe, Enzyme

Werner Meidinger

Vitamine, Mineralstoffe, Enzyme

für Fitness und Gesundheit

NEFF

Hinweis: Die Angaben in diesem Buch entsprechen dem aktuellen Stand von Forschung und Wissenschaft. Das Buch kann jedoch keinen Arzt ersetzen, wenn es um die Diagnose und Behandlung von Krankheiten und um die Beratung bei der Einnahme von Nahrungsergänzungsmitteln – insbesondere von Vitamin-, Mineralstoff- und Enzympräparaten – oder Medikamenten geht. Vor einer Selbstbehandlung von Beschwerden und Befindlichkeitsstörungen sollte deshalb unbedingt ein Arzt konsultiert werden. Es kann auch keine Garantie dafür übernommen werden, daß besprochene Leiden sich stets immer nur durch die beschriebenen Symptome äußern, mit den hier vorgestellten Möglichkeiten in jedem Fall behandelt werden können oder sich hinter den beschriebenen Symptomen nicht etwaige andere, unbedingt ärztlich zu behandelnde Krankheiten verbergen. Eine Haftung des Autors, des Verlags oder seiner Beauftragten für Personen-, Sach- und Vermögensschäden ist ausgeschlossen.

NEFF ist ein Imprint der
VPM Verlagsunion Pabel Moewig KG, Rastatt
© 1996 by VPM Verlagsunion Pabel Moewig KG, Rastatt
Alle Rechte vorbehalten. All rights reserved
Druck und Bindung: Graphischer Großbetrieb Pößneck
Printed in Germany 1996
ISBN 3-8118-5375-9

Inhalt

Einleitung

Vitamine, Mineralstoffe, Enzyme – drei tragende Säulen für die Gesundheit und das Wohlbefinden des Menschen. Immer häufiger rücken diese drei Begriffe in den Vordergrund, wenn es darum geht, Krankheiten zu heilen und ihnen vorzubeugen. Doch wie wirken sie genau? Wie müssen sie eingesetzt werden, um den gewünschten Erfolg damit zu erzielen? Können sie bei falscher Anwendung auch die gegenteilige Wirkung hervorrufen und Schäden verursachen?

Diese Fragen beschäftigen alle, die um ihr Wohlergehen besorgt sind. Und vor allem auch: Wo sind sie enthalten? Was muß ich tun, um eine ausreichende Versorgung des Organismus mit diesen lebenswichtigen Vitalstoffen zu sichern?

Durch industrielle Landwirtschaft ausgelaugte Böden und den Einsatz von Chemikalien zum Schutz vor Schädlingsbefall und Pflanzenkrankheiten entspricht der Gehalt von Vitaminen und Mineralstoffen in unserer Nahrung oft nicht mehr der von Natur aus möglichen Menge. Hinzu kommen, insbesondere bei Erzeugnissen aus weit entfernten Regionen, weite Transportwege und lange Lagerzeiten, die sie schwinden lassen.

Andererseits wird es immer notwendiger, den individuellen Bedarf zu erfüllen. Trotz großer Fortschritte der modernen Medizin ist ein endgültiger Sieg über eine Reihe ernsthafter Krankheiten noch lange nicht in Sicht, darunter auch die beiden häufigsten Todesursachen Herz-Kreislauf-Krankheiten und Krebsleiden. Hinzu kommen die immer stärkeren negativen Einflüsse aus der Umwelt, die direkt auf den Körper einwirken. Schadstoffe werden eingeatmet oder dringen über die Haut ein. Die zunehmende Belastung mit UV-Strahlen, die aufgrund des Ozonlochs nicht mehr zurückgehalten werden, sondern nahezu unbehindert durch die Atmosphäre zum Boden dringen, verursacht Hautschäden.

Um diese Einflüsse abzuwehren, ist es wichtig, ihnen mit einem stabilen Immunsystem entgegenzutreten. Zu den bedeutendsten Stützen für intakte Abwehrkräfte gehören Vitamine, Mineralstoffe und Enzyme. Am besten erforscht ist dabei die Wirkungsweise der Vitamine. Mineralstoffe rückten erst vor einigen Jahrzehnten in den Mittelpunkt des Interesses. Und Enzymen kam besonders in letzter Zeit eine immer größere Bedeutung bei der Vorbeugung und Therapie einer Vielzahl von Leiden zu.

Jede Gruppe dieser Vitalstoffe wird in drei großen Abschnitten des Buches ausführlich behandelt. Informieren Sie sich, welchen Krankheiten damit vorgebeugt werden kann und wie sie, falls sie bereits aufgetreten sind, geheilt werden können. Lesen Sie, was Sie selbst tun können, um Ihren Organismus ausreichend damit zu versorgen und Ihre Gesundheit zu erhalten.

Vitamine

Was sind Vitamine?

Sie schützen vor Krebs und Herzinfarkt, Erkältung und Grippe, unterstützen den Aufbau von Muskeln und Knochen und sorgen für makellos reine Haut: Vitamine. Ihre Aufgaben im menschlichen Körper sind so vielfältig, daß sie noch nicht einmal alle erforscht sind. Eines aber ist sicher: Ohne Vitamine könnte der menschliche Organismus nicht existieren. Und er ist darauf angewiesen, sie – mit wenigen Ausnahmen – über die Nahrung aufzunehmen, da er sie überhaupt nicht oder nur in unzureichender Menge selbst herstellen kann. Man bezeichnet Vitamine deshalb auch als essentiell (lebensnotwendig).

Vitamine arbeiten im Organismus wie Katalysatoren – sie regen Stoffwechselfunktionen an, steuern deren Ablauf oder verstärken die Wirkung anderer Substanzen, die dafür benötigt werden. Eine Kette von zahllosen chemischen Reaktionen wird dadurch in Gang gehalten. Stockt dieser Prozeß und gibt es irgendwo in diesem gigantischen Gefüge eine Unterbrechung, etwa weil nur ein einziges Vitamin fehlt, können die Folgen fatal sein – im Extremfall kann hierdurch sogar der Tod herbeigeführt werden.

Welche Substanz allerdings zu den Vitaminen zu rechnen ist, und welche nicht, darüber herrscht sogar heute in der Fachwelt noch manchmal Uneinigkeit. Zum Beispiel bei dem Stoff Cholin, der wichtige Aufgaben in Gehirn und Nervensystem erfüllt. Während verschiedene Wissenschaftler die Meinung vertreten, Cholin werde in ausreichender Menge in der menschlichen Leber produziert, gibt es neuerdings einige amerikanische Studien, die dieser Ansicht widersprechen. Ihren Ergebnissen zufolge wird Cholin zwar im Organismus hergestellt, aber nur in so geringen Mengen, daß der notwendige Bedarf nicht gedeckt wird. Danach wäre Cholin doch als Vitamin – und zwar aus der B-Gruppe – anzusehen, das dem Körper von außen zumindest teilweise über die Ernährung zugeführt werden muß.

Ähnlich verhält es sich mit der Orotsäure, auch als Vitamin B_{13} bezeichnet. Die unter der chemischen Bezeichnung Uracil-6-Carbonsäure ursprünglich in der Molke entdeckte Substanz, die den Alterungsprozeß verzögert und die Arbeit der Leber unterstützt, wurde lange Zeit als Vitamin betrachtet. Manche Ernährungswissenschaftler vertraten sogar die Auffassung, Orotsäure müßte dem Körper von außen zugeführt werden. Neuere Untersuchungen haben jedoch ergeben, daß die Orotsäure im menschlichen Organismus in ausreichender Menge gebildet wird und deshalb nicht zu den Vitaminen zu zählen ist.

Doch ob es sich um „echte" Vitamine oder sogenannte „Pseudovitamine" handelt – für den menschlichen Organismus sind beide Formen von großer Bedeutung. Wenn in diesem Buch die Vitamine einzeln vorgestellt und und in ihrer Funktion erklärt werden, sollen deshalb auch die umstrittenen Vitamine berücksichtigt werden.

Als unbestritten gelten heute 13 klassische Vitamine:
- Vitamin A und seine Vorstufe Beta-Karotin,
- Vitamin B_1 (Thiamin),
- Vitamin B_2 (Riboflavin),
- Vitamin B_6 (Pyridoxin),
- Vitamin B_{12} (Cobalamin),
- Biotin,
- Vitamin C,
- Vitamin D,
- Vitamin E,
- Folsäure,
- Vitamin K,

- Niacin,
- Pantothensäure.

Sie unterscheiden sich dadurch, daß sie entweder in Fett oder in Wasser löslich sind. Nur in Fett beziehungsweise in Wasser gelöst können sie vom Organismus aufgenommen und verwertet werden. Wasserlöslich sind die Vitamine B_1, B_2, B_6, B_{12}, Biotin, Vitamin C, Folsäure, Niacin und Pantothensäure. Fettlöslich sind die Vitamine A, D, E und K.

Schützen Vitamine auch vor Herzinfarkt und Krebs?

Vitamine schützen vor vielen Krankheiten – von Erkältung und Schnupfen über Hautunreinheiten und Konzentrationsprobleme bis hin zu Arteriosklerose und Zellentartung. Freilich interessiert es uns jedes Jahr im Winter besonders, wie triefende Nasen, kratzender Hals und quälender Husten vermieden werden können. Aber Erkältungskrankheiten gehören – angesichts ihrer in der Regel harmlosen Folgen – zu den eher vernachlässigbaren Leiden.

Viel wichtiger ist die Frage: Wie schütze ich mich vor Herzinfarkt und Krebs – in Deutschland immer noch die beiden häufigsten Todesursachen.

Verschiedene Untersuchungen haben gerade in der letzten Zeit ergeben, daß auf diesem Gebiet den Vitaminen eine bedeutende Rolle zufällt – insbesondere den Vitaminen C, E und A sowie dessen Vorstufe Beta-Karotin.

Herzinfarkt

Zwei Studien belegen besonders eindrucksvoll, wie wichtig Vitamine für unser Gefäßsystem sind, um einem lebensgefährlichen Arterienverschluß vorzubeugen: Das „Monica"-Projekt der Weltgesundheitsorganisation („Monica" steht für Monitoring Cardiovascular Diseases, also Überwachung von Herz-Kreislauf-Krankheiten) und die in neun europäischen Ländern durchgeführte EURAMIC-Studie.

- Beim „Monica"-Projekt wurden mehrere tausend Frauen und Männer in 16 Ländern über Jahre hinweg beobachtet. Das Ergebnis: Durch eine unzureichende Versorgung mit den Vitaminen E, A, C und Beta-Karotin steigt die Wahrscheinlichkeit eines Herzinfarkts.

- Das wichtigste Ergebnis der EURAMIC-Studie: Personen mit hohen Beta-Karotin-Konzentrationen im Fettgewebe haben ein erheblich geringeres Herzinfarktrisiko als Personen mit wenig Beta-Karotin. Zusätzlich stellten die Wissenschaftler fest, daß Vitamin E in der Lage ist, den Schutzeffekt des Beta-Karotin noch zu verstärken.

Aber auch andere Studien untermauern diese Ergebnisse:

- Ärzte vom Institut für Innere Medizin und Ernährungsmedizin in Dallas/USA konnten die Schutzfunktion von Vitamin E bestätigen. Sie fanden heraus, daß es die Bildung des „schlechten" LDL-Cholesterins vermindert. Dieses lagert sich in Gefäßwänden ab und sorgt auf diese Weise mit der Zeit für Gefäßverschlüsse, die unter Umständen tödlich sein können. Das „gute" HDL-Cholesterin transportiert das in den Gefäßwänden abgelagerte Cholesterin zur Leber, wo es über die Gallenflüssigkeit aus dem Körper entfernt wird.

Krebs

Zahlreiche wissenschaftliche Studien belegen mittlerweile einwandfrei, daß Vitamine das Entstehen von Krebs wirkungsvoll verhindern können. Sie stärken das Immunsystem und fördern die Bildung von Abwehrkörpern, die einzelne Krebszellen, welche täglich im Organismus eines jeden Menschen wachsen, sofort beseitigen:

- Eine von der Harvard-Universität in Cambridge/USA über mehr als acht Jahre durchgeführte Studie an insgesamt 90.000 Krankenschwestern ergab, daß ein Vitamin A-Mangel das Brustkrebs-Risiko um 20 Prozent zunehmen läßt.

- Das Nationale Krebs-Institut in Amerika stellte bei umfangreichen Untersuchungen fest, daß die Einnahme von mehr als 100 Milligramm Vitamin E täglich das Risiko von Krebserkrankungen in Mundhöhle und Rachen halbiert.

- Ebenfalls das Nationale Krebs-Institut und etliche weitere Forschungseinrichtungen in ganz Amerika kamen zu dem Ergebnis, daß die Einnahme von Vitamin C die Häufigkeit von Speiseröhren-, Kehlkopf- und Gebärmutterhalskrebs deutlich senkt.

- Bei der sogenannten „Baseler Studie", während deren man über einen Zeitraum von zehn Jahren die Todesursachen von 2975 städtischen Angestellten in Basel untersuchte, stellte sich heraus, daß alle an Lungenkrebs gestorbenen Patienten einen wesentlich niedrigeren Beta-Karotin-Gehalt im Blut hatten als gesunde Personen.

- Unter den 30.000 Bewohnern der nordchinesischen Region Linxian ist das Risiko, an Magen- oder Speiseröhrenkrebs zu sterben, 100mal höher als in den USA. Bei einer größeren Personengruppe, die über fünf Jahre hinweg Präparate mit einer hohen Dosierung der Vitamine Beta-Karotin und A sowie des Spurenelements Selen erhielt, sank das Krebsrisiko um 21 Prozent.

- Ärzte der Universität Minneapolis/USA untersuchten die Ernährungsgewohnheiten von insgesamt 41.837 amerikanischen Frauen. Sie kamen zu dem Schluß, daß diejenigen, welche reichlich Vitamin-C- und Beta-Karotin-haltiges

Gemüse verzehrten, wesentlich seltener an Lungenkrebs erkrankten.

Die Auflistung von Untersuchungen zu diesem Thema ließe sich noch lange fortsetzen. Universitäten, Privatinstitute und von der Industrie unterstützte Projekte haben sich gerade in den letzten Jahren weltweit damit befaßt, Vitamine auf ihre möglichen Schutzfunktionen gegen Krebs zu untersuchen. Die Wissenschaftlerin Gladys Block an der Universität von Kalifornien in Berkeley/USA hat erst vor kurzem die Ergebnisse von 170 solcher Studien ausgewertet. 132 Untersuchungen bestätigen deutlich: Vitamine schützen vor Krebs.

Freie Radikale werden unschädlich gemacht

Es steht also fest: Vitamine schützen vor Krebs und Arteriosklerose (Gefäßverkalkung). Natürlich sind Wissenschaftler daran interessiert, den Hintergrund dieser Schutzfunktion aufzudecken. Nach dem momentanen Stand der Forschung läuft es darauf hinaus, daß die Vitamine C, E, A und Beta-Karotin die Eigenschaft besitzen, sogenannte Freie Radikale unschädlich zu machen.

Freie Radikale sind Moleküle, denen in ihrer Struktur ein einzelnes Elektron fehlt. Besonders aggressiv sind sie deshalb, weil sie ständig danach trachten, diese Lücke zu schließen. Sie sind überall in unserer Umgebung vorhanden, werden zum Beispiel mit der Atemluft oder mit der Nahrung aufgenommen. Sogar bei chemischen Reaktionen im Körper selbst entstehen sie.

Das ist eigentlich sogar gut so, denn das menschliche Abwehrsystem hat im Laufe seiner Entwicklung gelernt, die gefährlichen Störenfriede zu bändigen und in seinem eigenen

Sinne einzusetzen: Es benützt die zerstörerische Kraft von Freien Radikalen, indem Abwehrzellen eingedrungene Bakterien, Viren oder Pilze mit den aggressiven Molekülen gleichsam bombardieren und sie auf diese Weise zerstören.

Dieser Mechanismus kann jedoch nur so lange zum Vorteil der menschlichen Gesundheit angewandt werden, wie die Freien Radikale nicht überhandnehmen. Liegen zu viele von ihnen vor, schädigen sie die Körperzellen. Um das fehlende Elektron auszugleichen und ihre eigene Molekülstruktur „aufzufüllen“, versuchen sie, anderen Molekülen im Organismus ein Elektron zu entreißen. Sie attackieren dazu gesunde Körperzellen, zerstören dabei deren Zellwände und Erbgut und fördern dadurch die Entartung zur Krebszelle. Oder sie schädigen die Innenwände der Gefäße und fördern dadurch die Bildung von Ablagerungen.

Die zunehmende Belastung der Umwelt mit Schadstoffen, das durch das sogenannte Ozon-Loch vermehrt zur Erdoberfläche vordringende UV-Licht sowie die chemische oder physikalische Behandlung von Nahrungsmitteln fördern und vermehren den Ablauf chemischer Reaktionen, bei denen Freie Radikale entstehen. Der menschliche Organismus ist ihnen also immer stärker – und auch schutzloser – ausgesetzt. Alleine mit jedem Zug Zigarettenrauch werden etwa 100 Billionen Freie Radikale inhaliert.

Daß diese Attacken nicht zu ernsthaften Schäden mit zum Teil lebensgefährlichen Folgen führen, dafür sorgen die Vitamine C, E, A und Beta-Karotin. Auf komplizierte Weise machen sie einen großen Teil der Freien Radikale bereits unschädlich, bevor diese auf die Zellwand treffen. Gelingt es einzelnen Angreifern dennoch, die Zellwand zu durchdringen und in das Innere der Zelle vorzudringen, können sie auch dann noch neutralisiert werden, ehe sie den empfindlichen

Zellkern mit dem Erbgut angreifen und dadurch eventuell Krebs verursachen. Allerdings gehen die Vitamine bei dieser heißen Schlacht selbst ebenfalls zugrunde, so daß für die Aufrechterhaltung der Zellschutzkräfte ständig Nachschub erforderlich ist.

So viele Vitamine braucht die Gesundheit

Nachdem feststeht, daß Vitamine Krankheiten vorbeugen und heilen können, fragt sich natürlich jeder: Nehme ich genügend Vitamine zu mir? Wie viele Vitamine brauche ich, um gesund zu bleiben?

Die Deutsche Gesellschaft für Ernährung (DGE) hat in Zusammenarbeit mit führenden Ernährungs- und Vitaminexperten Empfehlungen für den täglichen Vitaminbedarf erarbeitet. Diese richten sich allerdings an Menschen, die einer durchschnittlichen Körper- und Umweltbelastung ausgesetzt sind, deren Vitaminbedarf also durchschnittlich ist. Da es von jedem Durchschnitt Abweichungen nach oben und nach unten gibt, sind die Empfehlungen zu korrigieren, wenn spezielle Lebensumstände eine höhere Vitaminzufuhr erfordern. Dazu aber später mehr.

Werden dem Körper weniger Vitamine zugeführt, als er benötigt, wird er allmählich krank. Die Deutsche Gesellschaft für Ernährung empfiehlt zum Beispiel eine tägliche Zufuhr von 75 Milligramm Vitamin C. Ein Vitamin-C-Mangel führt zu der Vitaminmangelkrankheit Skorbut. Früher hatten hauptsächlich Seefahrer damit zu kämpfen, die auf ihren langen Reisen nur gepökeltes Fleisch oder trockenen Zwieback zu essen bekamen – Nahrungsmittel, die kein Vitamin C enthalten. Erste Symptome des Vitamin-C-Mangels sind Blutungen des Zahnfleisches und aus der Nase, vermehrte Bildung von blauen Flecken unter der Haut, häufige Infektionen und Zahnausfall. Werden die Vitamin-C-Lücken nicht geschlossen, tritt nach vier bis fünf Monaten der Tod ein.

Bei der täglichen Aufnahme von etwa 15 Milligramm Vitamin C verschwinden die Skorbut-Symptome wieder. Damit die Heilung von Wunden funktioniert, benötigt der Organismus jedoch etwas mehr, nämlich bereits 25 Milligramm Vitamin C täglich.

Die Empfehlungen der Deutschen Gesellschaft für Ernährung sind also derart, daß die empfohlene Vitaminzufuhr noch ein wenig über dem notwendigen Grenzwert liegt, um Krankheiten zu vermeiden. Allerdings gibt es auch Forscher, die zu einer wesentlich höheren Vitaminzufuhr raten, als von der DGE festgelegt wurde. Schäden sollen dabei keine zu befürchten sein. Der zweifache Nobelpreisträger Linus Pauling – der Begründer der orthomolekularen Medizin – hat in Studien und Selbstversuchen bewiesen, daß zum Beispiel eine Vitamin-C-Zufuhr im Grammbereich eine Verbesserung des allgemeinen Gesundheitszustands bewirkt.

Grundsätzlich sollte man deshalb lieber ein bißchen mehr Vitamine zuführen, als zu wenig. Das bedeutet, die Empfehlungen der DGE als Mindestdosis zu betrachten, die ruhig auch einmal überschritten werden darf.

Vorsicht bei Vitamin A!

Bei Vitamin A gilt jedoch eher das Gegenteil – die von der DGE empfohlene tägliche Mindestzufuhr von 1 Milligramm oder 3.000 Internationalen Einheiten (IE) sollte von Schwangeren auf keinen Fall überschritten werden, da es sonst zu gefährlichen Mißbildungen der Leibesfrucht kommen könnte – zum Beispiel Herzfehler, Wasserkopf oder Hasenscharte.

Mediziner der Universität Boston/USA haben den Verlauf von insgesamt 22.000 Schwangerschaften beobachtet. Bei Schwangeren, die täglich mehr als 10.000 IE Vitamin A zu sich nahmen, war die Rate von Mißbildungen zweieinhalb Mal so hoch wie bei Schwangeren, die täglich weniger als 5.000 IE Vitamin A aufnahmen.

Das Bundesinstitut für gesundheitlichen Verbraucherschutz und Veterinärmedizin in Berlin rät deshalb Schwangeren vorsorglich, nicht mehr als 3 Milligramm oder 9.000 IE Vitamin A täglich aufzunehmen. Bei normaler Ernährung wird diese Menge jedoch nicht erreicht. Dazu müßte man 20 Hühnereier oder zehn Liter Vollmilch oder 600 Gramm Butter und Margarine zu sich nehmen. Vitamin A ist auch in Schweine- und Rinderleber enthalten.

Gefährlich werden können jedoch einzelne im Handel erhältliche Vitamin-Präparate, die mehr als 10.000 IE Vitamin A enthalten. Frauen, bei denen eine Schwangerschaft nicht mit absoluter Sicherheit ausgeschlossen werden kann, sollten unbedingt auf so hohe Vitamin A-Dosen vorsorglich verzichten. Denn als kritische Phase für eine fruchtschädigende Wirkung von Vitamin A gilt unter Medizinern die Zeit zwischen der dritten und der neunten Schwangerschaftswoche. Viele Frauen wissen dann noch nicht, daß sie schwanger sind.

Gefährlich kann ebenfalls während der Schwangerschaft der Verzehr von Leber sein, wie eine britische Untersuchung ergab. Deren Ergebnis trifft nach einer Erklärung des Bundesinstituts für gesundheitlichen Verbraucherschutz und Veterinärmedizin für Deutschland auch zu. Von den Landesüberwachungsbehörden analysierte Leberproben von Schlachtvieh enthielten durchschnittlich 18 bis 37 Milligramm Vitamin A pro 100 Gramm Frischgewicht, einzelne Proben sogar über 100 Milligramm. Der täglich unbedenkliche Vitamin A-Bedarf wäre danach bereits mit drei bis fünf Gramm Leber gedeckt.

Übereinstimmend weisen die Wissenschaftler der Bostoner Universität und des Bundesinstituts für gesundheitlichen Verbraucherschutz und Veterinärmedizin jedoch darauf hin, daß diese Bedenken nicht Beta-Karotin, die Vorstufe von Vitamin A, betreffen. Auch wenn davon größere Mengen im Organismus vorhanden sind, wird stets nur soviel in Vitamin A umgewandelt, wie tatsächlich benötigt wird.

Wer hat einen erhöhten Vitaminbedarf?

Die Empfehlungen der Deutschen Gesellschaft für Ernährung richten sich, wie erwähnt, nach dem Durchschnittsbedarf an Vitaminen. Das bedeutet, daß bestimmte Lebensumstände oder Gewohnheiten auch eine höhere Menge an Vitaminen erfordern können. Das kann eine vorübergehende, zeitlich begrenzte Situation sein – wie zum Beispiel eine Schwangerschaft – oder auch einen ganzen Lebensabschnitt betreffen – wie Jugend oder Alter.

Ob ein Vitaminmangel vorliegt, kann der Arzt mit einer Laboranalyse des Blutes feststellen. Anhand des Ergebnisses, des sogenannten Vitaminstatus, aber auch durch die Analyse eines Ernährungsprotokolls, können dann Lücken gezielt geschlossen werden. Diese Untersuchung empfiehlt sich insbesondere, wenn man zu einer der nachstehend aufgeführten Gruppen gehört, die in der Regel zu wenig Vitamine zugeführt bekommen.

Schwangere und Stillende

Während der Schwangerschaft und der Stillzeit werden an den Organismus besonders hohe Anforderungen gestellt, die den Bedarf einzelner Vitamine während dieser Zeit um 30 bis zu 100 Prozent erhöhen können. Vor allem trifft das auf Folsäure sowie die Vitamine C, B_1, B_2 und B_6 zu. Während der Schwangerschaft sollte deshalb auf eine Ernährung mit Lebensmitteln geachtet werden, in denen diese Vitamine reichlich enthalten sind. Oder das Defizit sollte – nach Rücksprache mit dem Arzt! – mit Vitamin-Präparaten angeglichen werden.

Frauen, die die Pille nehmen

Neueste Untersuchungen verschiedener Forschungseinrichtungen haben ergeben, daß etwa 40 Prozent aller Frauen, die mit der Anti-Baby-Pille verhüten, zuwenig Folsäure im Blut haben. Die Folgen sind Schwächegefühle, verminderte Leistungsfähigkeit, Kopfschmerzen, Vergeßlichkeit, erhöhte Reizbarkeit, Depressionen, Müdigkeit am Tag und Schlaflosigkeit in der Nacht. Außerdem, so das Ergebnis einer Studie der Universität Birmingham in Alabama/USA, besteht bei einem permanenten Mangel an Folsäure ein erhöhtes Risiko, an Gebärmutterkrebs zu erkranken.

Das in der Anti-Baby-Pille enthaltene Hormon Östrogen hemmt im Darm die Aufnahme der in Nahrungsmitteln enthaltenen Folsäure. Aus diesem Grund kommt es langfristig zu einem erheblichen Mangel an diesem Vitamin. Wird es jedoch vermehrt zugeführt, steigt der Folsäurespiegel im Darm. Dadurch wird die Störung der Aufnahme von Folsäure durch Östrogen wieder ausgeglichen.

Darüber hinaus bedingt das Östrogen in der Pille einen höheren Bedarf an den Vitaminen C, B_2, B_6 und B_{12}.

Senioren

Jedes Jahr nimmt die durchschnittliche Lebenserwartung um 3,5 Monate zu. „Das bedeutet, daß ein 1995 neugeborenes Mädchen etwa noch 79 Jahre und ein Junge etwa noch 73 Jahre vor sich haben", erklärt Professor Robert Heinrich, Chefarzt am Zentrum für Akutgeriatrie und Frührehabilitation des städtischen Krankenhauses München-Neuperlach. Jedem vierten allerdings drohen für die letzten Jahre seines Lebens die Qualen schwerer Krankheiten, wie etwa Krebs, Gefäßverkalkung, Herz-Kreislauf-Probleme oder Gelenkleiden. „Mit der richtigen Ernährung gerade im Alter und einer angemessenen Vitaminversorgung kann dieses Risiko jedoch verringert werden", so Professor Heinrich. „Das belegen mittlerweile zahlreiche Studien."

So veröffentlichte vor kurzem die amerikanische Akademie der Wissenschaften in Washington in ihrem Report „Diet and Health" eine Auswertung von mehr als 70 Studien, aus der eindeutig hervorgeht, daß etwa 60 Prozent aller Krebserkrankungen bei Frauen und 40 Prozent bei Männern mit der Ernährung in Zusammenhang zu bringen sind.

Eine Untersuchung der Gesellschaft für Geriatrie (Altersmedizin) in Nürnberg brachte jedoch Erschreckendes zutage: Viele ältere Menschen leiden an Unterernährung. Unter anderem nehmen sie dabei auch zuwenig Vitamine zu sich. Und von insgesamt 300 untersuchten Senioren des Geriatrischen Zentrums Bethanien wies fast jeder vierte Untergewicht auf. Blutanalysen ergaben darüber hinaus einen erheblichen Mangel der Vitamine E, A, C und B6.

In dem erwähnten Report „Diet an Health" wurde jedoch auch festgestellt, daß Vitaminen gerade im Alter eine besondere Schutzfunktion bei der Vorbeugung von Krankheiten zukommt. Der regelmäßige Verzehr von Obst und Gemüse, so die Autoren des Reports, kann das Krebsrisiko halbieren. Und zwar bei Tumoren in der Brust ebenso wie in der Lunge, in der Prostata, in der Speiseröhre, im Magen und im Darm.

Professor Simin M. Meydani vom Nutritional Immunology Laboratory (Labor für Ernährung und Immunologie) der Tufts-Universität in Boston konnte überdies nachweisen, daß eine vitaminreiche Ernährung das Entstehen von Alterskrankheiten verhindert oder zumindest wesentlich verzögert, da sie das Immunsystem älterer Menschen stärkt.

Auch wenn der Körper älterer Menschen weniger Energie benötigt, ändert sich mit den Jahren nichts am Vitaminbedarf. „Da der Kalorienbedarf von Senioren um etwa ein Drittel zurückgeht und sie deshalb auch weniger essen, entsteht ein Mangel", bestätigt Professor Heinrich. „Darüber hinaus verlieren sie zum Beispiel auch wegen Zahnproblemen die Lust am Essen und nehmen nicht mehr genügend Nahrung auf, um ihren Vitaminbedarf zu decken. Dieses Defizit sollte notfalls mit Vitaminpräparaten gefüllt werden. Wichtig sind dann in erster Linie die Vitamine A, C, E und Beta-Karotin."

Um einem Nährstoffmangel im Alter mit der Ernährung – ohne Präparate – vorzubeugen, empfiehlt Professor Heinrich folgenden Speiseplan:

- täglich eine Scheibe Vollkornbrot,
- täglich eine warme Mahlzeit,
- täglich ein Stück Obst,
- täglich eine Portion Gemüse oder Salat,
- täglich ein Glas Milch, etwas Joghurt, Quark oder Käse,
- täglich 1,5 bis 2 Liter Getränke wie Mineralwasser, Säfte, Tee oder Suppen,
- mehrmals pro Woche Fleisch, Fisch und Eier.

Eine umfangreiche amerikanische Studie ergab überdies, daß Vitamin C sogar in der Lage ist, das Leben zu verlängern.

Bei Männern, die täglich mehrere hundert Milligramm davon zu sich nehmen, verlängert sich die durchschnittliche Lebenserwartung um sechs Jahre. Die Erklärung des Phänomens: Vitamin C unterstützt den Aufbau von Kollagen, einer Eiweißsubstanz, die zur Bildung von Haut, Knochen, Zähnen, Knorpeln und Bindegewebe benötigt wird. Wird der Körper ausreichend mit Vitamin C versorgt, bleiben Knochen und Zähne stabil, Wunden heilen schneller.

Oft bewirkt auch die Einnahme mehrerer Medikamente gerade im Alter einen Mangel an Vitaminen. Darüber jedoch mehr im Kapitel „Auch Medikamente können Vitamine kosten" (Seite 31).

Raucher

Raucher inhalieren mit jedem Zug Zigarettenrauch etwa 100 Billionen Freie Radikale (siehe Seite 17). Schon aus diesem Grund haben sie einen erhöhten Bedarf an Vitaminen, da diese beim Neutralisieren der Angreifer verbraucht werden.

Zudem sind im Zigarettenrauch noch andere Schadstoffe enthalten, die beim Rauchen in den Körper gelangen: Acetaldehyd, Formaldehyd, Nitrosamine und Zyanide, um nur einige zu nennen. Sie werden von Vitamin C zum Teil gebändigt und unschädlich gemacht.

Rauchern wird deshalb empfohlen, täglich mindestens 50 Prozent mehr Vitamin als Nichtraucher aufzunehmen. Manche Wissenschaftler raten sogar zur doppelten Menge.

Verschiedene amerikanische Ärzte geben Rauchern diese Faustformel mit auf den Weg: Pro Zigarette benötigt der Organismus 20 Milligramm Vitamin C. Bei 10 Zigaretten täglich müßten also – ebenfalls täglich – 200 Milligramm Vitamin C aufgenommen werden.

Alkoholkonsumenten

Bereits ein halber Liter Bier oder ein Viertelliter Wein kosten den Organismus wertvolle Vitamine. Der Alkohol muß dem Körper wieder entzogen werden, was der Leber eine gehörige Portion Mehrarbeit abverlangt. Die Vitamine B_1, B_2, B_6, B_{12} und Folsäure werden vermehrt benötigt.

Menschen unter Umweltbelastungen

Viele Menschen sind krank – und wissen nicht wovon. Sie haben Allergien, fühlen sich matt und schwach oder leiden unter Schmerzen in Rücken und Gelenken. Nachts können sie nicht schlafen. Und ganz allgemein sind sie äußerst anfällig für Infektionen. Doch sie rätseln, was wohl die Ursache dafür sein mag.

Es sind oft keine Viren und Bakterien, keine einzeln feststellbaren Auslöser. Häufig ist es der Giftcocktail, der in unserer Umgebung tagtäglich auf uns einwirkt: Die Menschen leiden zunehmend an Umweltkrankheiten.

„Die Belastung durch Schadstoffe aus der Umwelt trifft jeden", erklärt Dr. Irmgard Niestroj, Expertin für Orthomolekulare Medizin und Ärztin am Schwarzwald-Sanatorium in Baiersbronn-Obertal. „Bereits Babys saugen mit der Muttermilch chlorierte Kohlenwasserstoffe ein, mit der Atemluft und mit Gemüse gelangt Blei und aus Innereien Cadmium in unseren Körper."

Umweltgifte lähmen das Immunsystem des menschlichen Organismus, so daß er sich nicht mehr erfolgreich gegen Krankheiten wehren kann. Und je mehr dieser Gifte gleichzeitig auf ihn einwirken, desto anfälliger wird er. Eine Untersuchung des Deutschen Krebsforschungszentrums in Heidelberg brachte mittlerweile mehr als 40 Stoffe zutage, die in unserer Umgebung vorhanden sind und schädigend auf das Immunsystem wirken.

„All diese Substanzen sind eine Gefahr für die Gesundheit. Um sie unschädlich machen zu können, benötigt der Körper mehr Vitamine und mehr Mineralstoffe. Je mehr diese Belastung aus der Umwelt zunimmt, desto größer wird der Bedarf an diesen Nährstoffen. Nur allzuoft ist er heute leider schon größer als deren Zufuhr mit den Nahrungsmitteln erfolgt", so Dr. Niestroj.

Um so mehr sollte man auf eine vollwertige Ernährung achten, da sie Nährstoffe enthält, die den täglichen Kampf des Organismus gegen Gifte aus der Umwelt unterstützen. „Zum Beispiel Vitamin C und Kalzium", wie Dr. Niestroj erklärt. „Sie verhindern als natürliche Gegenspieler von Blei und Cadmium, daß zuviel von diesen Giften im Organismus abgelagert wird, und schützen vor den Folgen. Die Deutsche Gesellschaft für Ernährung empfiehlt sogar, Tierfutter Vitamin C zuzusetzen, um Cadmiumablagerungen im Fleisch, das wir essen, zu senken."

Vitamin E macht Freie Radikale unschädlich und schützt vor Schäden durch Ozon und Stickoxide, die vor allem bei Smog eingeatmet werden. Beide können einzelne Bestandteile der Zellen verändern und auf diese Weise Krankheiten auslösen. Vitamin E verhindert das, indem es bereits in geringer Dosis große Mengen von Ozon und Stickoxiden abfängt und ausschaltet.

Sportler

Jeder kennt es: Wer sich sportlich betätigt und schwitzt, mobilisiert dabei Leistungsreserven. Der Organismus wird angestrengt und muß mehr leisten als sonst. Die Verbrennung läuft auf Hochtouren, die Schweißabsonderung nimmt zu. Und mit ihr werden auch wasserlösliche Vitamine ausgeschieden – vor allem die Vitamine C, B_1, B_2 und B_{12}.

„Sind die Vitamindepots des Körpers dann nicht voll aufge-
füllt, kann es zu einem Leistungsabfall kommen", erklärt Dr.
Helmut Pabst aus München. Der Sportmediziner und Betreuer
der Marathonläufer während der Olympischen Spiele in Barce-
lona empfiehlt deshalb: „Wer nicht sicher ist, ob er genügend
Vitamine gespeichert hat, sollte deshalb drei bis vier Stunden
vor dem Sport eine Multivitamintablette zu sich nehmen."

Wichtig ist es auch, nach dem Training den Vitaminverlust
möglichst rasch auszugleichen. Dr. Pabst: „Da das über das
Essen nur relativ langsam gelingt, sollte man im Sinne einer
schnelleren Erholung gleich nach Abschluß des Trainings
ebenfalls ein Multivitaminpräparat einnehmen."

Kleinkinder

Kommen Kinder zur Welt, ist ihre Entwicklung noch nicht
abgeschlossen. So ist unter anderem auch die Darmflora noch
nicht vollständig ausgebildet, der neben einer Vielzahl anderer
Aufgaben auch die Produktion des Vitamins K obliegt. Fehlt es
im Organismus, ist die Blutgerinnung beeinträchtigt, so daß
Blutungen nicht gestoppt werden. Bei Säuglingen kann das
lebensgefährlich sein oder schwere Hirnschäden hinterlassen.

Lange Zeit wurde Neugeborenen deshalb unmittelbar nach
der Geburt Vitamin K injiziert. Studien in England haben
jedoch Hinweise ergeben, daß diese Injektionen das spätere
Entstehen von Leukämie begünstigen können. Deshalb ist man
dazu übergegangen, Vitamin K als Tropfen zu geben, um diese
Gefahr auszuschließen. Da Muttermilch, die normalerweise
eine Vielzahl verschiedener Vitamine aufweist, ebenfalls kein
Vitamin K enthält, ist Säuglingsmilch damit künstlich angerei-
chert. Was allerdings nicht bedeutet, daß auf das Stillen ver-
zichtet werden sollte. Denn die Muttermilch enthält
Substanzen, die die natürliche Keimbesiedelung des Darms

fördern und somit zu einer möglichst raschen Ausbildung der gesunden Darmflora beitragen.

Die Ärzte des Forschungsinstituts für Kinderernährung in Dortmund empfehlen darüber hinaus, zur Vorbeugung von Rachitis während des ersten Lebensjahres unbedingt Vitamin-D-Präparate zu geben. Meistens gibt es sie in Kombination mit Fluorid. Rachitis ist auch als „englische Krankheit" bekannt. Der Mangel an Vitamin D hemmt den Einbau von Kalk in die wachsenden Knochen. Sie werden nicht fest, sondern bleiben weich. Welche Vitamin-D-Präparate genommen werden, sollte – ebenso wie die Dosierung – mit dem Kinderarzt abgesprochen werden.

Selbst später in den ersten Lebensjahren, wenn die körperliche Entwicklung abgeschlossen ist, kommt einer ausreichenden Vitaminversorgung große Bedeutung zu. So wurde zum Beispiel in verschiedenen amerikanischen Studien und einer Untersuchung der Universität Mainz festgestellt, daß bei Kleinkindern, die im Alter zwischen vier und sechs Jahren gehäuft an Infektionen leiden, meistens ein Mangel an Vitamin A vorliegt. Dem kann mit einer möglichst ausgewogenen, gemüsereichen Ernährung vorgebeugt werden.

Jedoch sollte man es auch hier mit dem „Grünfutter" nicht übertreiben. Werden Kinder einseitig mit rein pflanzlicher (makrobiotischer) Kost ernährt, birgt das erhebliche Risiken für die gesunde Entwicklung. „Kleinkinder", so Professor Dr. Berthold Koletzko von der Kinderpoliklinik der Universität München, „reagieren aufgrund ihres schnellen Wachstums wesentlich empfindlicher als Erwachsene auf einen Mangel an Nährstoffen, Mineralien und Vitaminen. Eltern mit alternativen Ernährungsgewohnheiten sollten, um dauerhafte Gesundheitsschäden auszuschließen, in der Wachstumsphase darauf achten, daß ihre Kinder ausreichend mit diesen so wichtigen Lebensbausteinen versorgt werden."

Langzeitstudien in den Niederlanden haben ergeben, daß streng vegetarisch ernährte Kinder in Körpergröße und Gewicht gegenüber „normal" – also mit Mischkost – ernährten Kindern zurückblieben. Bei Blutuntersuchungen stellte sich häufig ein Mangel an Vitamin B_{12}, Calcium und Vitamin D heraus. Gerade ein Defizit an Vitamin B_{12} aber kann schwere neurologische Schäden verursachen, die sich auch durch eine nachträgliche Behandlung nicht mehr vollständig beheben lassen. Wichtig ist deshalb ein ausgewogener, gemüsereicher Speiseplan, der auch Fleisch enthält.

Teenager

Im Alter ab etwa zehn, zwölf Jahren erfaßt den jugendlichen Körper der letzte große Wachstumsschub. Muskeln werden ausgebildet, Fettgewebe aufgebaut, die Knochen gefestigt. Heranwachsende, die meist ohnehin Fastfood, wie Hamburger und Pommes frites, einer ausgewogenen, vitaminreichen Ernährung vorziehen, machen nun vielfach auch Bekanntschaft mit den Vitaminräubern Alkohol und Nikotin. All dies bewirkt, daß es mit der Vitaminversorgung Jugendlicher nicht gerade rosig aussieht. Wissenschaftlich untermauert wurde das schon vor einigen Jahren neben einzelnen Untersuchungen auch in der großangelegten Heidelberger-Michelstadt-Berlin-Studie. Dabei stellte sich unter anderem heraus:

- 20 Prozent der Jugendlichen leiden unter einem Mangel an Vitamin B_1;
- bis zu 22 Prozent weisen zuwenig Vitamin B_2 auf;
- 7 Prozent aller männlichen, 10 Prozent aller weiblichen Jugendlichen mangelt es an Vitamin B_6;
- zwischen 10 und 40 Prozent – je nach Studie – der Jugendlichen haben einen Folsäuremangel;
- 2 Prozent verfügen über zuwenig Vitamin C.

Erhebungen der Deutschen Gesellschaft für Ernährung unter 13- bis 14jährigen ergaben überdies bei 40 Prozent einen Vitamin B_6-Mangel und bei 25 Prozent einen B_1-Mangel. Folgen eines Defizits von Vitaminen aus der B-Gruppe können Lernschwierigkeiten, Konzentrationsprobleme oder Stimmungsschwankungen sein.

Menschen, die abnehmen wollen

Es liegt auf der Hand: Wer hungert, um abzunehmen, und deshalb weniger ißt, drosselt gleichzeitig auch die Vitaminzufuhr. Nach ernährungswissenschaftlichen Gesichtspunkten ist für erwachsene Männer, die keiner besonderen körperlichen Belastung ausgesetzt sind – zum Beispiel Büroangestellte – eine tägliche Aufnahme zwischen 2300 und 2500 Kilokalorien ausreichend. Der Organismus von Frauen kommt mit 1700 bis 2300 Kilokalorien aus. Im Alter von über 50 Jahren sinkt bei beiden Geschlechtern der tägliche Bedarf noch einmal um etwa 300 Kilokalorien.

Bei einer Abmagerungskur wird die Kalorienaufnahme bewußt reduziert. Nach Angaben des Arbeitskreises „Ernährungs- und Vitamin-Information e.V." ist es bereits bei einer Diät mit einem Energiegehalt von 1500 Kilokalorien täglich sehr schwierig, die Nahrungsmittel so auszuwählen, daß die notwendige Vitaminzufuhr gesichert ist. Bei einer 1000- oder 800-Kilokalorien-Diät besteht bereits die Gefahr eines Vitaminmangels. Insbesondere gilt das, wenn die Diät über längere Zeit durchgeführt wird. Am häufigsten kommt es dann zu einer Unterversorgung mit den Vitaminen C, B_1, B_2, B_6 und Folsäure.

Auch Medikamente können Vitamine kosten

Statistisch gesehen schluckt jeder Mensch im Laufe seines Lebens durchschnittlich 36.000 Tabletten. Natürlich verteilt sich diese enorme Zahl nicht gleichmäßig auf jede einzelne Person, sondern ist – je nach Gesundheitszustand und daraus resultierendem Bedarf – unterschiedlich hoch. In Deutschland sind rund 10 Millionen Kranke täglich auf Medikamente angewiesen.

Viele dieser Präparate sind ausgesprochene Vitaminkiller. Sie erhöhen unter anderem die Menge an Vitaminen, die ungenützt ausgeschieden wird. Oder sie hemmen ihre Aufnahme durch Magen und Darm. Letzteres betrifft ganz besonders die Vitamine A und E.

Medikamente entfalten zudem im Körper allmählich ihre Wirkung und müssen danach abgebaut und ausgeschieden werden. Dabei bilden sich Freie Radikale, wodurch der Vitaminbedarf ganz wesentlich erhöht wird.

Die am weitesten verbreiteten Vitaminräuber sind

- Abführmittel – die sogenannten Laxantien, die gegen Verstopfung eingenommen werden, hemmen im Darm die Aufnahme der fettlöslichen Vitamine A, E, D und K;
- Acetylsalicylsäure (ASS) – der in verschiedenen Präparaten zur Fiebersenkung und Schmerzstillung enthaltene Wirkstoff fördert die Ausscheidung von Vitamin C mit dem Harn. Wer gleichzeitig mit der Acetylsalicylsäure Vitamin C zu sich nimmt, verstärkt wiederum die Wirkung des Präparats. Das ist auch der Grund dafür, weshalb manche ASS-Medikamente kombiniert mit Vitamin C erhältlich sind. Wird Acetylsalicylsäure über einen längeren Zeitraum eingenommen, kann eine Folsäuremangelanämie entstehen – eine durch ein Defizit an Folsäure ausgelöste Blutarmut;
- Antacida – diese Medikamente, die Sodbrennen beseitigen, indem sie die Magensäure neutralisieren, heben die Wirkung von Vitamin B_1 auf;

- Antibiotika – je nachdem, um welchen Wirkstoff es sich handelt, verursachen sie einen erhöhten Bedarf an den Vitaminen B_1, B_2, B_6, B_{12}, C, A, D, Folsäure, Biotin und Niacin oder hemmen die Bildung von Vitamin K im Darm;
- Antirheumatika – werden zur Behandlung von Erkrankungen des rheumatischen Formenkreises eingesetzt und können einen Mangel der Vitamine B_6, C und Folsäure verursachen;
- Appetitzügler – können den Bedarf an Vitamin C erhöhen;
- Kortikosteroide – diese entzündungshemmenden Medikamente, die überwiegend bei der Rheuma- und Asthma-Therapie verabreicht werden, können einen Mangel an den Vitaminen A, C und D nach sich ziehen;
- Schlafmittel – einzelne Barbiturate, die auch als krampflösende und entspannende Mittel Verwendung finden (Antikonvulsiva), beschleunigen den Abbau von Vitamin D in der Leber, wodurch es zu einem Mangel kommen kann.

Wird eines dieser Medikamente eingenommen und treten während dieser Zeit zusätzliche Beschwerden auf, die mit der zu behandelnden Krankheit offensichtlich nichts zu tun haben, empfiehlt es sich, den Arzt zu fragen, ob sie vielleicht auf einen dadurch ausgelösten Vitaminmangel zurückzuführen sind. Abzuraten ist davon, auf eigene Faust vorsorglich Vitaminpräparate einzunehmen, da Vitamine auch sogenannte Wechselwirkungen mit einzelnen Arzneimitteln auslösen können. Etwa, indem sie deren Wirkung verstärken oder abschwächen. Zum Beispiel ist der Wirkstoff Cumarin, der in dem blutgerinnungshemmenden Medikament Marcumar® enthalten ist, ein Gegenspieler (Antagonist) des Vitamins K. Das

Medikament wird oft nach einem Herzinfarkt verordnet, um das Blut flüssig zu halten und die Bildung neuer Gerinnsel in den Gefäßen zu verhindern. Auf diese Weise soll dem Entstehen eines weiteren Herzinfarkts vorgebeugt werden. Die Vitamine C und E verstärken die Wirkung von Cumarin, so daß das Blut unter Umständen zu dünnflüssig wird. Vitamin K hingegen schwächt sie.

Mit Vitaminen heilen

Bei jeder Krankheit steht der Organismus unter Streß. Er muß alle nur möglichen Kräfte aufbieten, um den Störfall zu beseitigen. Der Stoffwechsel läuft auf Hochtouren und benötigt dringend hochwertige Nährstoffe, damit er seiner wichtigsten Aufgabe, das Immunsystem zu unterstützen und zu stärken, gerecht werden kann. Eine besonders wichtige Rolle kommt dabei den Vitaminen zu. Sie sorgen dafür, daß alle Stoffwechselvorgänge reibungslos ablaufen und keine Verzögerungen eintreten. In solchen Notfällen kann es vorkommen, daß die natürlichen Reserven im Körper rasch aufgebraucht sind und dem Organismus deshalb verstärkt Vitamine zugeführt werden müssen.

Untersuchungen des Immunologen Professor Ronald Anderson von der Universität Pretoria haben ergeben, daß bestimmte Zellen des Abwehrsystems, sogenannte Phagozyten und Lymphozyten, besonders viel Vitamin C enthalten. Muß sich der Organismus bei einer Infektion mit Viren oder Bakterien gegen die Angreifer zur Wehr setzen, entwickeln diese Abwehrzellen eine stark gesteigerte Aktivität. Dabei wird das in ihnen gespeicherte Vitamin C besonders schnell verbraucht. Kommt es zu einem Mangel, werden die Abwehrkräfte dieser Zellen immer schwächer, bis sie schließlich allmählich zugrunde gehen. Das erklärt, auf welche Weise Vitamin C das Immunsystem stärkt.

Erkältungskrankheiten

Mehr als 180 verschiedene Virentypen sind heute bekannt, die Erkältungskrankheiten verursachen. Sie werden in zwei Gruppen unterteilt: Rhinoviren verursachen harmlose grippale Infekte, die nach zwei Wochen abheilen. Influenzaviren dagegen sind die eigentlichen Grippeerreger. Sie lösen gefährliche Atemwegsinfektionen aus, bis hin zu Lungenentzündungen. Menschen mit geschwächten Abwehrkräften können an den Folgen sterben. Im Herbst und im Winter haben die Viren es besonders leicht. Der Organismus verengt bei Kälte die Blutgefäße. Die Schleimhäute werden schlechter durchblutet, es gelangen weniger Abwehrzellen dorthin.

Das Virus dringt in eine Schleimhautzelle ein, gibt dort seine Erbsubstanz frei und zwingt die Zelle, es zu vervielfältigen. Schon am zweiten Tag platzt die Zelle und stößt Hunderte neuer Viren aus, die wiederum andere Schleimhautzellen befallen. Die Invasion ist in vollem Gange. Erst jetzt nimmt das Immunsystem die Eindringlinge wahr. Sofort beginnt die Abwehrschlacht: Interferon wird ausgeschüttet, das die Virenvermehrung stoppt. Killerzellen greifen einzelne Erreger an und töten sie. Die Schleimhäute geben verstärkt Sekret ab, um die Eindringlinge aus dem Körper zu schwemmen – Schnupfen und Husten quälen den Betroffenen. Steigendes Fieber lähmt allmählich die Erreger, so daß die Abwehrkräfte Oberhand gewinnen. Am siebten Tag folgt der Sieg – gelber Schleim aus der Nase und Auswurf beim Husten befördern abgetötete Viren aus dem Körper.

Je stärker das Immunsystem und je besser die Durchblutung der Schleimhäute ist, desto heftiger werden die Viren bekämpft und desto milder verläuft eine Erkältung. Vitamin C greift direkt in biochemische Prozesse ein, die die Bildung von Eiweiß anregen. Antikörper bestehen ebenfalls aus Eiweiß. Fehlt Vitamin C, werden weniger Antikörper produziert.

Gerade während der kritischen Jahreszeiten Herbst und Winter kann eine reichliche Versorgung mit Vitamin C dazu beitragen, daß die Abwehrkräfte schon in Hochform sind, bevor Viren die Schleimhäute befallen. In höchster Wachsamkeit lauern sie auf die Erreger und machen diese unschädlich, bevor sie sich in den Schleimhautzellen einnisten können. Gelingt es ihnen trotzdem und treten erste Kopf-, Hals- und Gliederschmerzen auf, können diese Beschwerden durch zusätzliche Vitamin-C-Gaben so weit abgemildert werden, daß das Allgemeinbefinden durch die Infektion weit weniger beeinträchtigt wird.

Diese Wirkung konnte auch Professor Elliot Dick von der Universität Wisconsin/USA im Experiment bestätigen. Der Virologe fand heraus, daß lediglich jede zweite Testperson, die mit einem „Erkältungs"-Virus infiziert war, krank wurde, wenn sie zuvor täglich zwei Gramm Vitamin C genommen hatte. Fast alle Versuchspersonen, die statt echtem Vitamin C ein unwirksames Scheinpräparat (Placebo) erhalten hatten, bildeten eine Erkältung aus. Und bei den Personen, die trotz regelmäßiger Vitamin C-Gaben erkrankten, dauerten die Erkältungsbeschwerden wie Husten und Niesen wesentlich kürzer und waren auch nicht so stark ausgeprägt.

Die Selbstbehandlung von Grippe mit Vitamingaben sollte lediglich bei den relativ harmlosen, durch Rhinoviren ausgelösten Infekten erfolgen. Eine echte Influenza-Grippe muß unbedingt vom Arzt behandelt werden!

Nervenleiden

Den Leitungskabeln der elektronischen Datenübertragung vergleichbar, durchlaufen die Nerven wie ein engmaschiges Netz den gesamten Organismus und übertragen Befehle in Form von Impulsen. Schaltzentrum des Nervensystems ist das Gehirn. Beide Hirnhälften verbinden mehr als 200 Millionen Nervenfasern miteinander.

Nervenimpulse laufen von Gehirn und Rückenmark zu jeder Stelle des Körpers und von dort wieder zurück zu den zentralen Schaltstellen. Dies geschieht zum Teil, ohne daß wir uns dessen bewußt sind. Auf diese Weise wird automatisch die Funktion wichtiger Organe geregelt, wie zum Beispiel des Herzens, der Nieren oder der gesamten Verdauung.

Beschädigungen oder Übertragungsstörungen im Bereich der Nerven können zahlreiche Erkrankungen verursachen. Im Bereich des Ischias, des stärksten Nervs unseres Körpers, können sie sich durch heftige Schmerzen äußern. Eine andere Krankheit ist die Polyneuropathie. „Sie kann scheinbar banal mit Empfindungsstörungen wie ‚Ameisenlaufen‘ und ‚Pelzigsein‘ beginnen", erklärt Dr. Irmgard Niestroj, Ärztin am Schwarzwald-Sanatorium Baiersbronn-Obertal. „Später bereitet Feinarbeit mit den Fingern zunehmend Schwierigkeiten, wie etwa das Zuknöpfen. Und in den Beinen sitzen derart starke Schmerzen, daß selbst der leichte Druck der Bettdecke unerträglich ist. Letztendlich und unbehandelt kann die Erkrankung der Nerven zu Lähmungen führen."

Soweit allerdings muß es nicht kommen. Zur Vorbeugung und – falls die Krankheit sich bereits eingestellt hat – zur Therapie kann mit Vitaminen und Mineralstoffen dagegen angegangen werden. Dr. Niestroj: „Der Vitamin-B-Komplex vermag die Symptome zu lindern, wenn nicht gar die Ursache der Polyneuropathie zu beseitigen."

Auch schon bei Kindern können Nervenschädigungen zu Krankheiten führen, wie zum Beispiel zum Hyperkinetischen Syndrom. In der Alltagssprache werden diese Kinder als „Zappelphilipp" bezeichnet. Sie sind unruhig, aufgedreht und leicht erregbar. Nicht selten spielen sie sich in der Schule zum Klassenkasper hoch. Weitere Symptome dieser Erkrankung sind Schwierigkeiten beim räumlichen Sehen und Vergeßlichkeit. Viele haben auch Probleme, von der Tafel abzuschreiben.

„Ursache dafür kann ein Mangel an Vitamin B_1 durch falsche Ernährung sein", erklärt Dr. Niestroj. „Die Kinder essen zuviel Süßigkeiten, Pommes frites, Backwaren aus Weißmehl und trinken dazu Limonade."

Um Nervenschäden zu vermeiden oder zu heilen, ist es wichtig, auf eine richtige Zusammensetzung der Ernährung zu achten. Dazu gehört unter anderem die ausreichende Versorgung des Organismus mit Vitaminen des B-Komplexes. Grundsätzlich sollte deshalb darauf geachtet werden, hauptsächlich vollwertige Nahrungsmittel zu sich zu nehmen. „Dazu gehören Vollkornbrot und -flocken, Kartoffeln und Hülsenfrüchte", erklärt Dr. Niestroj.

Diabetes

Etwa drei bis vier Millionen Deutsche leiden an Diabetes. Dabei wird zwischen zwei verschiedenen Formen unterschieden:

- Jugend- oder Typ-I-Diabetes – schon in der Jugend produziert die Bauchspeicheldrüse immer weniger des Hormons Insulin und stellt in manchen Fällen die Arbeit ganz ein. Der Organismus benötigt das Insulin jedoch, um Zucker abbauen zu können. Typ-I-Diabetiker, etwa 10 Prozent aller Zuckerkranken, müssen ihr Leben lang das Hormon durch Injektionen von außen zuführen;

- Alters- oder Typ-II-Diabetes – tritt in der Regel erst nach dem 40. Lebensjahr auf. Üppige und fette Ernährung, verbunden mit Bewegungsmangel, haben der Bauchspeicheldrüse im Laufe der Jahre so stark zugesetzt, daß sie erschöpft ist und nicht mehr genügend Insulin produziert. Oder es ist noch Insulin vorhanden, aber die Muskel- und Fettzellen reagieren nicht mehr auf das Signal des Bauchspeicheldrüsenhormons, Zucker (Glukose) zur Energiegewinnung aufzunehmen. Die Insulinempfindlichkeit der Zellen ist herabgesetzt. Typ II-Diabetiker benötigen daher nur selten Insulinspritzen. Meistens genügt das Einhalten einer Diät, um ein Fortschreiten der Krankheit und den Ausbruch von Begleitleiden zu verhindern.

Gefürchtet als Folgeerkrankungen von Diabetes sind vor allem gefährliche Durchblutungsstörungen und Nervenschäden.

Rund 70 Prozent aller Diabetespatienten sterben an Herz-Kreislauf-Erkrankungen. In verschiedenen Studien an mehr als 100.000 Personen, darunter in den USA und in Finnland, konnte nun bewiesen werden, daß das Herzinfarktrisiko bei Diabetikern durch die Gabe von Vitamin E wesentlich gesenkt werden kann. Bei Amerikanern, die täglich 400 I.E. (Internationale Einheiten) Vitamin E erhielten, halbierte sich das Risiko, eine Erkrankung der Herzkranzgefäße zu erleiden.

In Finnland erhielten mehr als 5000 Personen regelmäßig Vitamin E verabreicht. Dadurch sank das Herzinfarktrisiko bei Männern um 32 Prozent, bei Frauen sogar um 65 Prozent.

Im Laufe der Zuckerkrankheit fortschreitende Schädigungen der Blutgefäße können auch die Adern in den Augen – bis hin zur Erblindung – oder in den Beinen betreffen. Das Gewebe beginnt dort zuerst im Bereich der Zehen abzusterben, da diese Region nicht mehr ausreichend durchblutet wird. Studien von Professor Dr. Hubert Kolb an der klinischen Abteilung des

Diabetes-Forschungsinstitutes in Köln haben ergeben, daß die Gabe von Vitamin E die Zellen der Gefäßinnenwände vor den Schäden aufgrund der Zuckerkrankheit schützen kann. In Gewebekulturen konnte der Mediziner nachweisen, daß sich das Vitamin so an den Zellhüllen ablagert, daß eine Zellzerstörung verhindert wird.

Besonders gefährlich wird es, wenn zu den Durchblutungsstörungen auch noch diabetesbedingte Schäden an den Nerven hinzukommen (Neuropathie). Allmählich wird dadurch die Empfindsamkeit bis zur Gefühllosigkeit eingeschränkt. Wunden und Verletzungen werden nicht mehr wahrgenommen, ebenso wenig wie ein erstes Ziehen oder Schmerzen in den Füßen aufgrund einer verminderten Durchblutung. Je eher jedoch eine ärztliche Behandlung der geschädigten Gefäße einsetzt, desto größer sind die Chancen, ein Fortschreiten zu verhindern. Da Diabetiker aufgrund der Nervenschäden die Symptome im Frühstadium nicht mehr wahrnehmen, geht wichtige Zeit bis zum Einsetzen einer Therapie verloren. Hier kann die Gabe von Vitaminen des B-Komplexes – wie auch unter „Nervenleiden" (siehe Seite 37) beschrieben – eine wichtige Hilfe sein.

Psychosomatische Störungen

Psychosomatische Erkrankungen wie stark überhöhte Nervosität, Angstzustände, Kopfschmerzen oder Konzentrationsstörungen können nach einer Untersuchung der Universität Bielefeld durch einen Vitaminmangel entstehen. Um den normalen Reaktionsablauf im Nervensystem zu sichern, braucht das Gehirn insbesondere die Vitamine B_1 und Niacin. Vitamin B_1 regt die Funktion der Nerven an und sorgt für eine ausgewogene Stimmung. Niacin stabilisiert die Persönlichkeit und ist wichtig für die Bildung der Sexualhormone Östrogen, Progesteron und Testosteron.

Haut und Haare

Die Haut ist das größte Organ des menschlichen Körpers. Rein rechnerisch ergibt sich für einen 1,70 Meter großen Menschen eine Hautfläche von bis zu 1,8 Quadratmeter. Die gesunde Haut spielt eine wichtige Rolle bei der Körperabwehr und schützt den Organismus vor Eindringlingen von außen – wie etwa Viren, Bakterien und negativen Umwelteinflüssen. Sie reguliert den inneren Flüssigkeits- und Mineralstoffhaushalt, indem sie Schweiß nach außen ausscheidet, sowie die Körpertemperatur durch Zu- oder Abnahme der Durchblutung.

Für die Gesundheit und das Wohlbefinden ist es äußerst wichtig, daß die Hautfunktionen nicht durch Krankheiten beeinträchtigt sind. Deshalb sollte man auf eine ausreichende Versorgung des Organismus mit Vitaminen achten. Eine gesunde Haut benötigt genügend Vitamin A, da sie sich sonst nicht im normalen Ausmaß erneuern kann, sondern trocken und rissig wird. Um dem entgegenzuwirken regt Vitamin A das Wachstum und die Erneuerung der Hautzellen an.

Besondere Bedeutung bei der Behandlung von Hautveränderungen kommt dem Vitamin A zu. Vitamin-A-Säure, äußerlich in Creme angewendet, befreit nicht nur junge Leute von den Pusteln und Abszessen der Akne. Bei älteren Menschen glättet sie Falten in der Haut, beseitigt Unreinheiten und läßt Altersflecken verblassen. Kurzzeitig kommt es bei der Anwendung zu einer Rötung der Haut.

Vitamin E schützt die Haut vor dem Angriff durch Freie Radikale. Diese dringen von außen über Umweltschadstoffe in sie ein, werden aber auch innerlich durch das Einfallen von Sonnenlicht in die Haut gebildet. Vitamin E wehrt die Angreifer ab und schützt die Haut vor Verschleißerscheinungen. Darüber hinaus verbessert es die Hautfeuchtigkeit, die Haut bleibt zart und geschmeidig.

Vitamin B5 (Panthenol) ist eine Abwandlung des Vitamins Pantothensäure. Es dringt tief in die unteren Hautschichten ein und bindet dort Wasser. Damit sorgt es dafür, daß der natürliche Feuchtigkeitsgehalt der Haut erhalten bleibt, einem Austrocknen wird vorgebeugt. Außerdem greift Vitamin B5 direkt in den Stoffwechsel der Hautschichten ein und fördert die Ernährung der Hautzellen. Wird Vitamin B5-haltige Salbe auf Hautverletzungen oder Sonnenbrandwunden aufgetragen, verkürzt sich die Zeit der Heilung um ein Drittel.

Auch Wachstum und Aufbau der Haare sind von einer ausreichenden Vitaminversorgung abhängig. So kann zum Beispiel ein Mangel der Vitamine B1 oder B6 einen starken Haarausfall verursachen. Besteht hingegen eine Unterversorgung mit Vitamin A, verlieren die Haare ihren Glanz, werden stumpf und brüchig. Dem kann durch die Aufnahme von Vitamin A oder Beta-Karotin, unterstützt durch Vitamin B5, entgegengewirkt werden. Insbesondere Vitamin B5 bindet Wasser in den Haaren und repariert die Brüchigkeit. Kommt noch Vitamin C dazu, wird auch das Wachstum des Haares angeregt.

Rheuma und Arthrose

Knapp 13 Millionen Menschen in Deutschland leiden an Rheuma, mehr als drei Millionen befinden sich deshalb in ständiger ärztlicher Behandlung. Rheumatische Erkrankungen gehören zu den am weitesten verbreiteten Leiden in Deutschland.

Rheuma selbst ist keine eigenständige Krankheit, sondern ein Überbegriff von knapp 400 Krankheitsbildern, die dem rheumatischen Formenkreis zugeordnet werden. Gemeinsam ist ihnen, daß sie alle den Bewegungsapparat betreffen, mit Schmerzen verbunden sind und – zum Teil erheblich – die Beweglichkeit einschränken. Auch die ersten Anzeichen aller rheumatischen

Krankheiten sind ähnlich: Schmerzende Gelenke oder Muskeln, sobald man sich bewegt. Meistens stellen sich die frühen Symptome am Morgen nach dem Aufstehen ein und verschwinden bald darauf. Mit der Zeit verstärken sich die Beschwerden, und es bilden sich unterschiedliche Rheumaleiden aus.

Die Internationale Rheumaliga unterscheidet diese Grundformen:

Degeneratives Rheuma

Durch einseitige Belastung einzelner Gelenke, zum Beispiel am Arbeitsplatz, kommt es zu Abnutzungserscheinungen. Das Leiden beginnt meistens im Alter von über 30 Jahren, wird dann aber noch nicht als Rheuma erkannt. Mit der Zeit verschlimmert es sich. Rund 80 Prozent aller Personen über 60 Jahren leiden mehr oder weniger stark daran. Zum degenerativen Rheuma gehören unter anderem Arthrose der Gelenke sowie Schäden an den Bandscheiben und Wirbelkörpern.

Entzündliches Rheuma

Das Immunsystem richtet sich aufgrund einer Fehlsteuerung, deren Ursache noch nicht erforscht ist, gegen den eigenen Organismus. Abwehrzellen attackieren die Innenhaut von Gelenken, es kommt zu Entzündungen. Allmählich wird das empfindliche Gewebe zerstört. Zu diesem Formenkreis gehören verschiedene Arten der Arthritis, Morbus Bechterew und die chronische Polyarthritis, bei der mehrere Gelenke gleichzeitig befallen sind. An ihr leiden in Deutschland über 1,2 Millionen Menschen.

Weichteilrheumatismus

Mehr als die Hälfte der Rheumatiker leidet unter dieser Form, bei der nicht die Gelenke, sondern die Weichteile betroffen sind:

Muskeln, Sehnen, Schleimbeutel, Bänder, Nerven oder das Bindegewebe der Unterhaut. Durch chronische Überbelastung einzelner Weichteile kommt es zu starken Verkrampfungen oder Verspannungen, die sich mit der Zeit entzünden. Typische Beispiele wären die steife Schulter nach jahrelanger monotoner Tipparbeit am Schreibtisch oder der Tennisellenbogen.

Stoffwechselbedingtes Rheuma

Bekanntestes Beispiel ist die Gicht. Aufgrund erblicher Veranlagung sammelt sich im Organismus zuviel Harnsäure an, die nicht ausgeschieden wird. Statt dessen lagert sie sich in Form winziger Kristalle in den Gelenken ab, anfangs in den Zehen und Knien, später auch in den Fingern, Ellenbögen oder Hüften. Die Harnsäure greift die Knorpel an, die Gelenke werden rot, schwellen und schmerzen. Im Spätstadium kann die Gicht auch anderes Gewebe, wie etwa Sehnenscheiden, Haut oder Nieren, befallen. Dann entstehen die sogenannten Gichtknoten, wenn der Organismus versucht, Harnsäureablagerungen einzukapseln.

Mit zu den am häufigsten vorkommenden rheumatischen Erkrankungen gehört die Arthrose. Rund 30 Prozent aller Deutschen unter 30 Jahren haben heute bereits beginnende Gelenkdegenerationen. Mit dem Älterwerden nehmen die Schäden noch zu. Dabei wird der Gelenkknorpel, der für ein möglichst reibungsloses Aneinandergleiten der Knochenenden sorgt, mit der Zeit abgebaut.

Wichtig zur Vorbeugung von rheumatischen Erkrankungen ist viel Bewegung, ohne daß es dabei zu einer Überlastung kommt. Dazu eignen sich alle Sportarten, bei denen es nicht um die Erzielung von Höchstleistungen geht, wie zum Beispiel Schwimmen, Wandern oder Radfahren.

Außerdem kann einer Arthrose vorgebeugt werden, indem dem Organismus notwendige Mineralstoffe, Spurenelemente, Vitamine und Proteine zugeführt werden. Grundlage dieser Versorgung sollte eine kalorienbewußte, vollwertige Ernährung mit einem hohen Anteil pflanzlicher Kost sein.

Für den älteren Menschen empfiehlt sich eine Nahrungsergänzung, zum Beispiel mit Spurenelementen und bestimmten Proteinbausteinen, in Form von Präparaten. Außerdem sollte auf ausreichend Kalzium (eine Scheibe Käse, ein Joghurt und ein Glas Milch täglich) und Magnesium (Mineralwasser mit mehr als 500 Milligramm Magnesium pro Liter) geachtet werden. Daneben sind auch noch Mangan, Zink, Vitamin C, Vitamin E und Vitamin D notwendig.

Vitamin E beugt den rheumatischen Entzündungen vor, lindert die Schmerzen und unterstützt die Heilung, greift Rheuma jedoch nicht ursächlich an.

Vitamine in „Steckbriefen"

Was bewirken die einzelnen Vitamine? In welchen Lebensmitteln kommen sie vor? Wie hoch ist der Tagesbedarf eines Erwachsenen? Welche Symptome treten bei Unter-, welche bei Überdosierung auf? Lesen Sie hier das Wichtigste zu jedem einzelnen Vitamin. Diese Informationen werden Ihnen dabei helfen, ihre persönliche „Vitaminbilanz" positiv zu gestalten.

Vitamin A (Retinol)
Wirkung im Organismus: Wie schon in den Abschnitten „Herzinfarkt" und „Krebs" beschrieben wurde, nimmt Vitamin A eine wichtige Rolle beim Schutz vor diesen Krankheiten ein.

Aber es hat noch weitere Funktionen: Ohne Vitamin A, das hauptsächlich in der Leber gespeichert und nach Bedarf freigesetzt wird, wäre kein Farb- oder Dämmerungssehen möglich. Es trägt dazu bei, daß im Auge der Stoff Rhodopsin (Sehpurpur) gebildet wird. Fällt Licht auf Rhodopsin, wird er – je nach Stärke und Farbe – mehr oder weniger weit abgebaut und löst damit Nervenimpulse aus, die an das Gehirn weitergeleitet werden. Die dort empfangenen Impulse registriert das Sehzentrum als „optische Wahrnehmungen".

Darüber hinaus unterstützt Vitamin A den Aufbau des Epithelgewebes, der jeweils äußersten Zellschicht des Gewebes außer- und innerhalb des Körpers. Außen ist das die Oberhaut, innen sind es die Schleimhäute, zum Beispiel im Mund, in der Nase, im Darm, in den Harnwegen oder in den Geschlechtsorganen. Ist das Epithelgewebe gesund, stellt es eine wirksame Barriere gegen Eindringlinge wie Bakterien oder Viren dar. Fehlt Vitamin A, kann diese Zellschicht trocken und rissig werden, es kommt zu einer erhöhten Infektionsanfälligkeit.

Vitamin A ist außerdem noch am Aufbau der Knochen, bei der Bildung des männlichen Sexualhormons Testosteron und der Entwicklung des Embryos beteiligt.

Mangelerscheinungen: Brüchige Haare und Fingernägel, Haarausfall, trockene, verhornte und rissige Haut, Akne, verstärkte Infektanfälligkeit, Bindehautentzündungen, Sehprobleme bis hin zur Nachtblindheit, Leberfunktionsstörungen, Appetitlosigkeit, Gewichtsabnahme, Geschmacks- und Geruchsbeeinträchtigungen.

Tagesbedarf: 1 Milligramm; fettlöslich.

Vorkommen: Vitamin A wird im menschlichen Organismus aus Pflanzenfarbstoffen (Karotinoiden wie zum Beispiel Beta-Karotin) hergestellt oder mit der tierischen Nahrung aufgenommen. Als Vorstufe (Karotinoide) ist es reichlich vorhanden in Brokkoli, Chicoree, Feldsalat, Endiviensalat, Möhren, Spinat, Kopfsalat und Hülsenfrüchten. Fertiges Vitamin A liegt vor in Leber und Lebertran, Eiern, Milch und Milchprodukten.

Symptome bei Überdosierung: Die Symptome ähneln in manchen Bereichen stark den Mangelerscheinungen: Rissige und brüchige Haut, Hautausschläge, Sehstörungen und brüchige Nägel. Außerdem können Kopf-, Knochen- und Gliederschmerzen, Übelkeit und Erbrechen, Juckreiz der Haut oder Schwindelanfälle auftreten. Während der Schwangerschaft Mißbildungen am Ungeborenen!

Vitamin B₁ (Thiamin)

Wirkung im Organismus: Vitamin B1 hält die grauen Zellen auf Trab. Unser Gehirn ist ausschließlich auf Energie, die aus Glukose gewonnen wird, angewiesen. Glukose entsteht im Körper, indem mit der Nahrung aufgenommene Kohlenhydrate wie Stärke und Zucker darin umgewandelt werden. Dieser Vorgang kann jedoch ohne die Unterstützung von Vitamin B₁ nicht stattfinden. Außerdem spielt Vitamin B₁ eine wichtige Rolle bei der Übertragung von Nervenreizen. Fehlt es, kommt es zu Nervenblockaden, in deren Folge neurologische Ausfälle auftreten können – wie zum Beispiel Bewegungsprobleme, da der Befehl vom Gehirn über die Nervenbahnen an die Muskeln nicht mehr übertragen wird.

Mangelerscheinungen: Konzentrationsprobleme, gesteigerte Nervosität und innere Unruhe, chronische Müdigkeit, Gedächtnisschwierigkeiten, Verdauungsprobleme, Muskelkrämpfe, Lähmungen, Kribbeln in den Fingern, Nervenentzündungen, Herzrhythmusstörungen, „Burning Feet"-Syndrom (Fußbrennen), Atemnot.

Tagesbedarf: 1,2 Milligramm; wasserlöslich.

Vorkommen: Vitamin B_1 ist am meisten enthalten in Zucchini, Erbsen, Linsen, Weizenkeimlingen, Vollkornprodukten, Sonnenblumenkernen, Kartoffeln, Grünkohl, ungeschältem Reis, Erdnüssen, Trockenhefe, Schweinefleisch.

Symptome bei Überdosierung: Zuviel Vitamin B_1 wird in der Regel mit dem Urin ausgeschieden, ehe es zu Beschwerden kommt. Gesundheitliche Probleme infolge einer Vitamin-B_1-Überdosierung sind bislang nur nach Injektionen hoher Dosen bekannt und äußern sich durch Herzrhythmusstörungen, starke Kopfschmerzen, Muskelkrämpfe oder Schockzustände.

Vitamin B_2 (Riboflavin)

Wirkung im Organismus: Wie auch sein Verwandter, das Vitamin B_1, nimmt das Vitamin B_2 im Organismus eine wichtige Rolle bei der Energiegewinnung aus der Nahrung ein. Allerdings trägt es nicht nur zum Abbau von Kohlenhydraten bei, sondern ist darüber hinaus auch noch an der Umsetzung von Fetten und Eiweißen in Energie beteiligt. Hohe Konzentrationen des Vitamins B_2 wurden auch im Auge entdeckt. Ohne den exakten Wirkungsmechanismus bislang enträtselt zu haben, wird vermutet, daß es – ähnlich dem Vitamin A – am Dämmerungssehen beteiligt ist.

Außerdem unterstützt Vitamin B_2 die Bildung und den Abbau roter Blutkörperchen, unterstützt die Leber beim Entgiften des Organismus und sorgt für den Aufbau der Schutz-schicht, welche die Nervenfasern umhüllt (Myelin).

Mangelerscheinungen: Augenbrennen, rissige und schmerzende Mundwinkel, entzündete Schleimhäute im Mund und an den Genitalien, gerötete und schuppige Hautflecken, Konzentrationsschwierigkeiten, starke Müdigkeit.

Tagesbedarf: 1,6 Milligramm; wasserlöslich.

Vorkommen: In Brokkoli, Spinat, Voll- und Buttermilch, Schweine- und Rinderleber, Hering, Vollkornprodukten, Bier- und Trockenhefe, Eiern, Käse, Weizenkeimen, Kalbfleisch.

Symptome bei Überdosierung: Gibt es nicht, da überschüssiges Vitamin B2 mit dem Urin ausgeschieden wird, der dann eine starke Gelbfärbung aufweist.

Niacin

Wirkung im Organismus: Ähnlich wie andere Vitamine aus der Gruppe des B-Komplexes ist Niacin im Organismus maßgeblich an der Energieumsetzung beteiligt. Gleichzeitig stabilisiert es den Kreislauf und den Blutdruck, senkt erhöhte Blutfettwerte, unterstützt die Funktion des Nervensystems, reguliert die Verdauung und sorgt für gesunde Haut und Schleimhäute. Außerdem unterstützt es den Aufbau der Zellen, dringt in sie ein und kann dort Schäden an der Erbsubstanz reparieren.

Mangelerscheinungen: Appetitlosigkeit, Übelkeit mit Erbrechen, Verdauungsstörungen wie Durchfall oder Verstopfung, Erkrankungen der Haut (Pellagra), entzündete und geschwollene Zunge, Schwindelanfälle, Kopfschmerzen, psychische Störungen bis hin zu Depressionen, Nervenbeschwerden, Entzündungen der Magenschleimhaut, Muskelzucken, Schlaflosigkeit, Gedächtnisschwäche.

Tagesbedarf: 15 bis 20 Milligramm; wasserlöslich.

Vorkommen: Niacin ist in Lebensmitteln zum Teil direkt vorhanden, kann aber auch im Körper aus der Aminosäure Tryptophan hergestellt werden, die ebenfalls mit der Nahrung aufgenommen wird. Das Vitamin bzw. der Grundstoff Tryptophan für die Herstellung sind reichlich vorhanden in magerem Rind- und Schweinefleisch, Innereien wie Nieren, Herz und Leber, Sardinen, Makrelen, Brathuhn, Erbsen, Aprikosen, Weizenkeimen, Pilzen, Erdnüssen, Hefe und Kaffee. Beim Rösten der Kaffeebohnen nimmt der Niacingehalt sogar noch zu, so daß in jeder Tasse Kaffee bis zu 2 Milligramm enthalten sind.

Symptome bei Überdosierung: Hautirritationen mit Brennen und Jucken, Gefäßerweiterungen, Kopfschmerzen. Diese Beschwerden wurden bislang allerdings nur selten bei einer Niacinzufuhr von mehr als 100 Milligramm beobachtet.

Pantothensäure

Wirkung im Organismus: Auch die Pantothensäure gehört zu den Vitaminen des B-Komplexes. Mit Unterstützung des Vitamins B_6 wird im Organismus in einer Reihe chemischer Reaktionen aus der Pantothensäure das Coenzym A hergestellt. Dieses greift in den Abbau von Fetten, Kohlenhydraten, Eiweißen sowie Aminosäuren zur Energiegewinnung ein und ist maßgeblich beteiligt an der Produktion des Farbstoffes der

Haare, weshalb die Pantothensäure früher auch häufig als „Anti-graue-Haare-Faktor" bezeichnet wurde. Gleichzeitig regt es den Stoffwechsel in der Haut an und fördert auf diese Weise das Haarwachstum. In den Schleimhäuten führt dies zu einer verstärkten Immunfunktion, um Krankheitserreger abzuwehren.

Auch im Nervensystem spielt das Coenzym A eine bedeutende Rolle, indem es Grundstoff für den Aufbau der Substanz Acetylcholin ist. Diese ist dafür zuständig, Nervenreize zwischen den Enden zweier Nervenbahnen auf chemische Weise zu übertragen. Entlang der Nervenbahnen werden Reize in Form minimaler elektrischer Impulse weitergeleitet. Gelangen diese an das Ende einer Nervenbahn, wird dort Acetylcholin freigesetzt, das den Spalt zwischen zwei Nervenenden durchwandert, am Beginn der gegenüberliegenden Nervenbahn andockt und dort wieder einen neuen elektrischen Impuls zur Weiterleitung auslöst.

Pantothensäure unterstützt außerdem die Ausscheidung von Giftstoffen aus dem Organismus und ist an der Bildung von Hormonen und von Farbstoffen für das Blut und die Muskeln beteiligt.

Mangelerscheinungen: Abwehrschwäche für Infektionen, „Burning Feet"- Syndrom (Fußbrennen), schlechte Wundheilung, Muskelkrämpfe, Gleichgewichtsstörungen, neurologische Ausfälle, Verdauungsprobleme, zitternde Hände, Übelkeit mit Erbrechen, Schlafprobleme, Wachstumsverzögerungen. Da Pantothensäure über die Nahrung ausreichend zugeführt wird, sind allerdings keine Fälle bekannt, bei denen sich diese Mangelerscheinungen auf natürliche Weise einstellten. Sie konnten bislang lediglich im Experiment ausgelöst werden.

Tagesbedarf: 8 Milligramm; wasserlöslich.

Vorkommen: In Leber, Ostseehering, Steinpilzen, Champignons, Erdnüssen, Erbsen, Hefe, Wassermelone, Roggenbrot, Reis, Spargel, Brokkoli, Linsen, Eiern.

Symptome bei Überdosierung: In sehr seltenen Fällen Durchfälle.

Vitamin B$_6$ (Pyridoxin)

Wirkung im Organismus: Vitamin B$_6$ spielt eine wichtige Rolle bei der Bildung des Vitamins Niacin aus der Aminsosäure Tryptophan. Aber damit nicht genug. Bis heute sind mehr als 60 chemische Prozesse im Organismus bekannt, bei denen Vitamin B$_6$ die Bildung körpereigenen Eiweißes unterstützt. Mit der Nahrung aufgenommenes Eiweiß wird im Laufe der Verdauung als erstes in seine Grundbausteine, die Aminosäuren, abgebaut. Aus diesen wird im zweiten Schritt dann das für den Körper wichtige und von ihm verwertbare Eiweiß hergestellt. Diese lebensnotwendigen Vorgänge wären ohne das Mitwirken von Vitamin B$_6$ nicht möglich. Außerdem beruhigt und stabilisiert Vitamin B$_6$ das Nervensystem, unterstützt die Abwehrkräfte und regt die Bildung des roten Blutfarbstoffes (Hämoglobin) an.

Besonders wichtig ist das Vitamin B$_6$ auch während der Schwangerschaft, der Kindheit und Jugend, da es das Zellwachstum steuert und anregt.

Mangelerscheinungen: Niedergeschlagenheit bis hin zu Depressionen, Appetitlosigkeit mit Übelkeit und Erbrechen, Hautentzündung überwiegend im Bereich der Augen, der Nase, des Mundes und der Lippen, Durchfälle, neurologische Ausfälle wie zum Beispiel Koordinationsprobleme, Blutarmut

(Anämie), epilepsieartige Krämpfe bei Säuglingen, übersteigerte Nervosität, gesteigerte Anfälligkeit für Infektionen, Beeinträchtigung der Leberfunktion.

Tagesbedarf: 1,7 Milligramm; wasserlöslich.

Vorkommen: In Blumenkohl, Brokkoli, grünen Bohnen, Bananen, Rosenkohl, Tomaten, Kohlrabi, Porree, Paprika, Feldsalat, Vollkornprodukten, Weizenkeimen, Hefe, Sojabohnen, Sardinen, Lachs, Geflügel, Naturreis, Linsen, Avocados, Hefe, Kalbsleber, Rind- und Schweinefleisch.

Symptome bei Überdosierung: Eine Überdosierung durch Lebensmittel ist nicht möglich. Wasserlösliche Vitamine werden bei übermäßiger Zufuhr über die Nieren wieder ausgeschieden. Bei Zufuhr zum Beispiel durch Injektionen kommt es ab 500 Milligramm pro Tag zu Kribbeln und Gefühllosigkeit in den Händen und Füßen. Bei einer Zufuhr von mehr als 2000 Milligramm täglich können sich die neurologischen Ausfallserscheinungen zu Lähmungen steigern.

Folsäure

Wirkung im Organismus: Folsäure hat während der Schwangerschaft eine wichtige Funktion bei der normalen und gesunden Entwicklung des Ungeborenen. Sie regt die Zellteilung an, indem sie maßgeblich an der Bildung von Nucleinsäuren in den Zellkernen, den Trägern der Erbinformationen, beteiligt ist. Auf diese Weise fördert sie das Wachstum der Leibesfrucht.

Darüber hinaus unterstützt Folsäure – zusammen mit dem Vitamin B_{12} – die Reifung der roten Blutkörperchen im Knochenmark.

Mangelerscheinungen: Fehlgeburten (Früh- und Totgeburten) oder Geburten mit Mißbildungen wie offener Rücken, Unfruchtbarkeit bei Mann und Frau, Verdauungsstörungen, Blutarmut, Entzündungen der Schleimhäute, Zungenbrennen, Mangel an weißen Blutkörperchen.

Tagesbedarf: 150 Mikrogramm; wasserlöslich.

Vorkommen: In Linsen, Erbsen, Bohnen, Kopfsalat, Blumenkohl, Rosenkohl, Chinakohl, Wirsing, Spargel, Brokkoli, Tomaten, Spinat, Endiviensalat, Vollkornprodukten, Weizenkeimen, Eiern, Rinder- und Schweineleber, Geflügel, Käse, Hefe.

Symptome bei Überdosierung: Bei sehr hohen Dosen Depressionen, Hautallergien, Schlaflosigkeit, innere Unruhe.

Vitamin B12 (Cobalamin)

Wirkung im Organismus: Als einziges bekanntes Vitamin kann B12 von keinem höheren Lebewesen, wie Pflanzen oder Tieren, selbst gebildet werden. Es wird ausschließlich von nieder entwickelten Mikroorganismen – wie sie zum Beispiel bei der Gärung von Sauerkraut oder im tierischen bzw. menschlichen Magen-Darm-Trakt vorliegen – gebildet. Auch Bakterien im Dickdarm des Menschen stellen Vitamin B12 her, allerdings kann es nicht in den Körper aufgenommen werden, da dafür in diesem Darmabschnitt eine wichtige Eiweiß-Substanz, der sogenannte Intrinsic-Faktor, fehlt. Vitamin B12 muß deshalb unbedingt mit der Nahrung zugeführt werden, damit es in einem höheren Darmabschnitt, dem Dünndarm, verwertet werden kann. Dort ist der Intrinsic-Faktor vorhanden, der in der Magenschleimhaut gebildet wird.

Vitamin B$_{12}$ kommt eine Schlüsselrolle bei der Blutbildung im Organismus zu, indem es die Aktivität der Folsäure reguliert und Wachstum sowie Reifung roter Blutkörperchen im Knochenmark unterstützt. Darüberhinaus regt es Zellteilung und -wachstum an, unter anderem auch im Nervensystem zur Bildung neuen Nervengewebes.

Mangelerscheinungen: Anhaltende Müdigkeit, Zungenbrennen und Entzündungen der Mundschleimhaut, Blutarmut (Anämie), blasse oder blaßgelbe Färbung der Haut, nachlassende Gefühlsempfindungen der Gliedmaßen, „Ameisenlaufen" in Armen und Beinen, Magenschleimhautentzündungen und gebremste Magensäureproduktion.

Tagesbedarf: 3 Mikrogramm; wasserlöslich.

Vorkommen: In Sauerkraut, Bier, Hering, Makrelen, Hühnerleber, Hasen- und Kaninchenfleisch, Rindernieren, Kalbs- und Schweineleber, Hammelnieren und -leber.

Symptome bei Überdosierung: Nur in seltenen Fällen bei sehr hoher Zufuhr Hautveränderungen wie Akne oder die Verschlechterung bereits vorliegender Schuppenflechte.

Orotsäure
Wirkung im Organismus: Orotsäure zählt zu den Pseudovitaminen, da sie normalerweise im Körper in ausreichender Menge hergestellt wird. Sie verzögert den Alterungsprozeß der Organe und unterstützt die Arbeit der Leber bei der Herstellung verschiedener Nucleinsäuren. Außerdem fördert sie die Ausscheidung von Harnsäure über die Nieren und wird deshalb zur Vorbeugung und Behandlung von Gicht empfohlen.

Mangelerscheinungen: Konzentrationsprobleme, Gedächtnis-Schwierigkeiten; sind aber nur in Ausnahmefällen auf einen Orotsäuremangel zurückzuführen.

Tagesbedarf: Ist nicht exakt festgelegt; man geht von 1 Gramm aus; wasserlöslich.

Vorkommen: In Molke, Milch, Hefe, Wurzelgemüse.

Symptome bei Überdosierung: Noch nicht bekannt.

Inositol

Wirkung im Organismus: An Inositol scheiden sich die Geister: Während manche Wissenschaftler davon überzeugt sind, daß es zu den echten Vitaminen gehört, verweisen andere es in das Reich der Pseudovitamine. Im Organismus ist es am Abbau von Fetten und Cholesterin während des Stoffwechsels beteiligt, regt den Haarwuchs an, trägt aber auch zum Aufbau des Knochenmarks und zur Bildung der Spermien bei.

Mangelerscheinungen: Verdauungsbeschwerden, gesteigerte Nervosität, depressive Zustände, Schlaflosigkeit, Kreislaufprobleme, Sehschwäche.

Tagesbedarf: Ist noch nicht exakt festgelegt; man geht von 3 Gramm aus; wasserlöslich.

Vorkommen: In Rinderhirn und -herz, Milch, Rind- und Schweinefleisch, Innereien, Weizenkeimen, Vollkornprodukten, Erdnüssen, allen Kohlsorten.

Symptome bei Überdosierung: Noch nicht bekannt.

Cholin

Wirkung im Organismus: Zählt wie Inositol und Orotsäure zu den umstrittenen Vitaminen, da es ebenfalls im menschlichen Organismus gebildet werden kann – vermutlich aber nicht in ausreichender Menge, so daß noch eine zusätzliche Aufnahme über die Nahrung notwendig ist. Cholin arbeitet mit Inositol zusammen und schützt die Gefäße vor Arteriosklerose, indem es den Cholesterinabbau anregt. Unterstützt darüber hinaus die Leber beim Abbau von Fetten.

Mangelerscheinungen: Lebererkrankungen wie Fettleber und – im fortgeschrittenen Stadium – Leberzirrhose, Gefäßverkalkung, Herz-Kreislauf-Erkrankungen, Konzentrationsschwierigkeiten, Verdauungsprobleme

Tagesbedarf: Ist noch nicht exakt festgelegt; man geht von 3 Gramm aus; wasserlöslich.

Vorkommen: In Eigelb, grünem Blattgemüse, Weizenkeimen, Hefe, Leber, Herz, Hirn.

Symptome bei Überdosierung: Noch nicht bekannt.

PABA (Paraaminobenzoesäure)

Wirkung im Organismus: Wird, auch wenn die Vitamineigenschaft nicht unumstritten ist, der Gruppe der B-Vitamine zugeordnet. Seine Wirkung entfaltet PABA überwiegend beim Aufbau der Haarfarbe und beugt somit vorzeitigem Ergrauen vor. Außerdem unterstützt sie die Regeneration der Haut und verhindert die Faltenbildung. Neue Untersuchungen weisen aber auch darauf hin, daß PABA auch beim Abbau von Eiweißen im Stoffwechsel beteiligt ist, sowie im Darm die Bildung von Folsäure unterstützt.

Mangelerscheinungen: Hautleiden wie Ekzeme, rissige Haut, Haarausfall, gesteigerte Nervosität, Verdauungsprobleme.

Tagesbedarf: Noch nicht bekannt; wasserlöslich.

Vorkommen: In Vollkornprodukten, Naturreis, Bierhefe, Leber, Niere, Weizenkeimen.

Symptome bei Überdosierung: Vermutlich Übelkeit mit Erbrechen, ist aber noch nicht genügend erforscht.

Biotin

Wirkung im Organismus: Wie der Name schon andeutet, ist Biotin eine biologisch hochwirksame und lebensnotwendige Substanz (Bio = Leben). Der Organismus benötigt dieses Vitamin aus der B-Gruppe, um Kohlenhydrate und Fette aus der Nahrung in ihre Bausteine aufzuspalten und daraus wiederum bestimmte körpereigene Eiweißstoffe und Fettsäuren zu bilden. Diese kommen vor allem dem Aufbau von Haut, Haaren und Fingernägeln zugute. Deshalb äußert sich ein Biotin-Mangel auch in erster Linie dort. Er kann zum Beispiel entstehen, wenn zuviel rohes Eiklar gegessen wird. Das enthält die Substanz Avidin, die Biotin bindet und für den Organismus damit unverwertbar macht. Beim Erhitzen und Kochen der Eier wird Avidin allerdings unwirksam. Biotin unterstützt außerdem Vitamin K bei seiner Funktion für die Blutgerinnung.

Mangelerscheinungen: Entzündete, schuppende und trockene Haut, Müdigkeit, Abgeschlagenheit, Muskelschmerzen, Haarausfall, Appetitlosigkeit, erhöhte Nervosität, Gemütsschwankungen bis hin zu Depressionen.

Tagesbedarf: 30 bis 100 Mikrogramm; wasserlöslich.

Vorkommen: In Innereien von Kalb, Rind, Schwein und Hammel, Naturreis, Linsen, Sojabohnen, Tomaten, Haferflocken, Nüssen, Hefe, Eigelb, Milch.

Symptome bei Überdosierung: Bislang noch nicht aufgetreten.

Vitamin C (Ascorbinsäure)

Wirkung im Organismus: Zusammen mit den Vitaminen A, beziehungsweise seiner Vorstufe Beta-Karotin, und E gehört Vitamin C zu den tragenden Säulen beim Schutz gegen Herzinfarkt und Krebs. Über diese spezielle Schutzfunktion hinaus stärkt Vitamin C auch ganz allgemein das Abwehrsystem für seinen Kampf gegen Krankheitserreger, unter anderem auch gegen Erkältungsviren. Greifen Viren den Organismus an, benötigt er vermehrt Interferon. Diese Eiweiß-Substanz schützt die Zellen davor, daß die Aggressoren in sie eindringen und sich dort vermehren können. Vitamin C fördert die Herstellung von Interferon im Körper.

Aber der „Star" unter den Vitaminen kann noch viel mehr: Er fördert die Heilung von Wunden und die Bildung von Narben. Würde Vitamin C fehlen, wäre keine Narbenbildung möglich. Es ist außerdem wichtig für die Herstellung und Erhaltung von Bindegewebe, Knorpel und Knochen. Knochenbrüche heilen unter dem Einfluß von Vitamin C, weil es den Aufbau von Kollagen anregt.

Darüber hinaus kommt Vitamin C auch eine vorbeugende Wirkung gegen Karies zu, indem es zur Härtung der Zähne beiträgt und die Einlagerung von Calcium in die Zahnsubstanz fördert. Im Magen hemmt Vitamin C die Bildung krebserregender Nitrosamine, im Darm erleichtert es die Aufnahme von

Eisen aus pflanzlichen Lebensmitteln. Neuere Untersuchungen haben sogar Hinweise ergeben, daß Vitamin C dazu in der Lage ist, feste Kalkablagerungen, die Ursache für Arteriosklerose sind, an den Gefäßinnenwänden aufzuweichen und abzubauen.

Mangelerscheinungen: Verminderte Belastungsfähigkeit, Erschöpfungszustände, anhaltende Müdigkeit, allgemeine Immunschwäche mit gesteigerter Infektanfälligkeit, verzögerte Wundheilung, erhöhte Blutungsneigung der Haut, der Schleimhäute des Zahnfleisches, der Muskeln und in den Gelenken.

Tagesbedarf: 100 bis 150 Milligramm (bei Rauchern, starker Streßbelastung, Schwangeren und stillenden Müttern auch mehr); wasserlöslich.

Vorkommen: In Zitrusfrüchten, schwarzen Johannisbeeren, Hagebutten, Sanddorn, Erdbeeren, Kiwi, Papaya, Nektarinen, Brokkoli, Kohlrabi, Blumenkohl, Rosenkohl, Weiß- und Rotkraut, Wirsing, Kartoffeln, Spinat, Paprika, Feldsalat.

Symptome bei Überdosierung: Übelkeit mit Erbrechen, Durchfall, Hautausschlag. Ein Zuviel an Vitamin C wird normalerweise mit dem Urin und dem Stuhlgang ausgeschieden. Sehr hohe Dosen von Vitamin C können in seltenen Fällen die Oxalsäurekonzentration erhöhen und damit zur Bildung von Harn- und Nierensteinen beitragen. Personen, die in dieser Hinsicht gefährdet sind, sollten mit höheren Dosen vorsichtig sein.

Vitamin D (Calciferol)
Wirkung im Organismus: Vitamin D ist das „Sonnenvitamin". Wer konsequent die Sonne meidet, um Hautkrebs vorzubeu-

gen, hat ein erhöhtes Risiko, an Brust- oder Darmkrebs zu erkranken. Das stellten Ärzte in Meadow Vista, Kalifornien, fest. Der Grund dafür ist eine verminderte Produktion von Vitamin D im Organismus, das unter dem Einfluß von Sonnenlicht gebildet wird. Die Bausteine für Vitamin D lagern in der Haut und können erst unter Einwirkung ultravioletter Strahlen verwertet werden. Vitamin D hemmt das Wachstum von Brust- und Darmkrebszellen. Wer regelmäßig und maßvoll in der Sonne badet (je nach Jahreszeit sind zwei- bis dreimal täglich zehn Minuten pro Woche ausreichend), kann dieses Krebsrisiko um zwei Drittel senken. Wichtig dabei allerdings ist, sich unter keinen Umständen einen Sonnenbrand zu holen, was wiederum die Hautkrebsentstehung fördern würde.

Gleichzeitig sorgt Vitamin D für ein stabiles Knochengerüst und gesunde Zähne, indem es die Aufnahme der dafür unbedingt notwendigen Substanzen Calcium und Phosphor im Darm unterstützt und deren Einlagerung in die Knochen- und Zahnsubstanz fördert.

Mangelerscheinungen: Bekannteste Mangelerscheinung ist die Knochenkrankheit Rachitis, bei der es allmählich zur „Knochenerweichung" bei Kindern kommt. Bei Erwachsenen führt ein Mangel an Vitamin D ebenfalls zur Knochenerweichung (Osteomalazie) und fördert die Entstehung von Knochenschwund (Osteoporose). Darüber hinaus können erhöhte Anfälligkeit für Infektionen und Muskelschwäche auftreten.

Tagesbedarf: 5 Mikrogramm; fettlöslich.

Vorkommen: Neben seiner Bildung im Organismus kann Vitamin D auch über die Nahrung zugeführt und im Darm aufgenommen werden. Es ist reichlich enthalten in Rotbarsch, Hering, geräuchertem Aal, Bückling, Lebertran, Eidotter und Avocados.

Symptome bei Überdosierung: Nierensteine und Nierenfunktionsstörungen, Übelkeit mit Erbrechen, Durchfall, Abgeschlagenheit und erhöhte Brüchigkeit der Knochen. So wie Vitamin D in der richtigen Dosierung dafür sorgt, daß Calcium in das Knochengerüst eingelagert wird, löst es Calcium bei Überdosierung wieder heraus. Ab einer Zufuhr von etwa der zehnfachen Tagesdosis können bereits Vergiftungserscheinungen auftreten. Über die Nahrung wird das zwar niemals erreicht, jedoch ist bei Vitaminpräparaten – vor allem bei älteren Menschen – Vorsicht geboten.

Vitamin E (Tocopherol)

Wirkung im Organismus: Vitamin E schützt andere Vitamine, aber auch die Körperzellen vor Schäden durch den Angriff Freier Radikale. Außerdem sorgt es dafür, daß das Blut flüssig bleibt und nicht verklumpt. Es verhindert Ablagerungen an den Gefäßinnenwänden und wirkt damit Arteriosklerose entgegen, hemmt im Körper Entzündungen (zum Beispiel bei Rheuma) und verlangsamt das Altern der Haut. Darüber hinaus unterstützt es den Transport lebenswichtigen Sauerstoffs in jede einzelne Körperzelle.

Mangelerscheinungen: Treten bei einem gesunden Menschen, der sich normal ernährt, nicht auf. Vitamin E wird vom Organismus in großer Menge im Fettgewebe gespeichert und bei Bedarf wieder freigesetzt. Zu einem Defizit kann es lediglich kommen, wenn die Vitamin E-Aufnahme während der Verdauung im Dünndarm krankhaft gestört ist. Es äußert sich dann durch Verdauungsbeschwerden, Störungen im Nervensystem und beim Aufbau von Muskelgewebe.

Tagesbedarf: 12 Milligramm; fettlöslich.

Vorkommen: In Pflanzenölen und -fetten, Margarine, Makrelen, Sojabohnen, Mandeln, Walnüssen, Lebertran, Sonnenblumenkernen.

Symptome bei Überdosierung: Überdosierung kann nur bei extrem großer Zufuhr von Vitamin E, bei etwa 1000 Milligramm täglich, auftreten und äußert sich dann mit Erschöpfungszuständen, Verdauungsbeschwerden und Muskelschwäche.

Vitamin K (Phyllochinon)
Wirkung im Organismus: Vitamin K steuert und reguliert die Bildung von Blutgerinnungsfaktoren. Sie sorgen dafür, daß bei Wunden die Blutungen zum Stillstand kommen. Wären sie nicht vorhanden, bestünde selbst bei kleinsten Verletzungen Verblutungsgefahr. Außerdem unterstützt Vitamin K den Aufbau von Bindegewebe und sorgt zusammen mit Vitamin D für die Einlagerung von Calcium in die Knochen.

Mangelerscheinungen: Vitamin K wird – neben der Aufnahme mit der Nahrung – im Darm von Coli-Bakterien normalerweise in ausreichender Menge gebildet. Die Produktion kann allerdings gestört sein, wenn als Nebenwirkung einer Antibiotika-Einnahme die vitaminbildende Funktion der Coli-Bakterien beeinträchtigt ist. Dann kann es zu schlechter Wundheilung und spontanen Blutungen, zum Beispiel aus der Nase, ohne äußerlichen Anlaß kommen. In schlimmeren Fällen können auch innere Blutungen in Organen, an den Schleimhäuten oder in der Augennetzhaut auftreten. Frauen leiden bei einem Vitamin K-Mangel häufig auch unter sehr starken Monatsblutungen.

Tagesbedarf: 70 Mikrogramm; fettlöslich.

Vorkommen: In Weizenkeimen, Sojabohnen, Spinat, allen Kohlarten, Sauerkraut, Rind- und Geflügelfleisch, insbesondere Herz, Schweineleber, Lebertran, Sonnenblumenöl, Eigelb.

Symptome bei Überdosierung: In sehr hoher Konzentration Blutbildungsstörungen wie Blutarmut (Anämie), Hautallergien.

Vitamin Q 10 (Coenzym Q 10/Ubichinon)

Wirkung im Organismus: Coenzym Q 10 gehört zu den Pseudovitaminen, da es sowohl im Körper hergestellt als auch über die Nahrung aufgenommen wird. Es ist ein wesentlicher Faktor für die Umwandlung von Nahrungsenergie in Bewegungsenergie und trägt zur Bildung von 95 Prozent der für die Zellatmung und den Zellstoffwechsel notwendigen Energie bei. Schon bei einem Mangel von 25 Prozent Coenzym Q 10 kann die Leistungsfähigkeit des gesamten Organismus beeinträchtigt sein. Am meisten Coenzym Q 10 ist im Herzmuskel enthalten. Ein Mangel kann dort zu einer verschlechterten bis stark eingeschränkten Herztätigkeit führen.

Mangelerscheinungen: Herzfunktionsstörungen wie Angina pectoris, Bluthochdruck, Muskelschwäche.

Tagesbedarf: Steht noch nicht exakt fest, man vermutet etwa 100 Milligramm. Da die Produktion von Coenzym Q 10 im menschlichen Organismus ab dem 40. bis 50. Lebensjahr nachläßt, kann die zusätzliche Versorgung mit Präparaten dann sinnvoll sein. Fettlöslich.

Vorkommen: Allgemein in Fleisch – insbesondere in Herz und Leber – sowie Fisch, Vollkornprodukten.

Symptome bei Überdosierung: Wurden noch nicht beobachtet.

Sind Vitaminpräparate sinnvoll?

Die Regale in den Apotheken, Reformhäusern, Drogerie- und sogar Supermärkten sind voll davon: Vitaminpräparate, die ohne Verschreibung durch den Arzt frei gekauft werden können. Es gibt sie als Brausetabletten, Dragees, Kapseln, Säfte, Tropfen, Kau- oder Lutschbonbons. Selbst den Variationen der Inhaltsstoffe zueinander sind keine Grenzen gesetzt. Multivitaminpräparate, die außer den verschiedenen Vitaminen manchmal auch noch Mineralstoffe und Spurenelemente enthalten, werden neben sogenannten Monopräparaten mit nur einem einzigen Inhaltsstoff angeboten.

Doch wirken diese Mittel, die industriell hergestellt sind, ebenso gut wie natürliche, mit der Nahrung aufgenommene Vitamine?

Die chemische Struktur der in Präparaten enthaltenen Vitamine ist mit der natürlicher Vitamine absolut identisch. Nach dem aktuellen Stand der Forschung scheinen künstlich hergestellte Vitamine in der Tat ebenso wirksam zu sein wie ihre natürlichen Geschwister.

Eine Ausnahme macht nach neuesten Erkenntnissen jedoch das Vitamin E. Synthetisch hergestelltes Vitamin E, das von seinem molekularen Aufbau exakt dem natürlichen Vitamin E gleicht, wird vom Körper bei weitem nicht so gut aufgenommen wie die Naturform. Um mit synthetischem Vitamin E die gleiche Wirksamkeit wie mit natürlichem im Organismus zu erzielen, müßte die Dosis wesentlich erhöht werden. Die meisten Hersteller sind deshalb dazu übergegangen, für Vitamin-E-Präparate Pflanzenöle, wie zum Beispiel aus Weizenkeimen, als Basis zu verwenden. Das Vitamin E wird aus diesem Grundstoff gewonnen und so verarbeitet, daß es in Kapseln angeboten werden kann. Beim Kauf eines Vitamin- E-Präparates empfiehlt es sich deshalb, darauf zu achten, daß es aus natürlichen Ausgangsstoffen hergestellt wurde. Schon aus Werbegründen ist dies in der Regel auf der Packung gut sichtbar angegeben.

Ein weiteres Argument, das Kritiker von Vitaminpräparaten anführen, ist, daß in der Nahrung neben den eigentlichen Vitaminen noch eine Vielzahl weiterer Stoffe enthalten sind – zum Beispiel Pflanzenfarbstoffe, Mineralstoffe, Spurenelemente oder Enzyme – die die Aufnahme der Vitamine in den Körper fördern oder sie bei ihrer Arbeit unterstützen. Welche Zusammenhänge dabei im einzelnen wichtig sind, ist jedoch erst zum Teil erforscht und auch nur im Hinblick auf einzelne Stoffe bekannt. Fast täglich werden dazu neue, überraschende Erkenntnisse veröffentlicht – manchmal sogar über das Zusammenwirken von Substanzen, das im Rahmen von Forschungsprojekten mit ganz anderer Zielsetzung aufgedeckt wurde und das bis dahin eigentlich niemand so recht in Betracht gezogen hat.

Verschiedene Methoden der Bearbeitung von Nahrungsmitteln, zum Beispiel das Erhitzen zur Haltbarmachung, lange Transportwege vom Erzeuger zum Verbraucher oder Umwelteinwirkungen können jedoch dazu beitragen, daß der natürliche Vitamingehalt reduziert wird. Die ausreichende Versorgung mit Vitaminen über die Nahrung ist damit nicht immer garantiert. Grundsätzlich kann deshalb festgestellt werden, daß es keine Einwände gegen die Einnahme von Vitaminpräparaten zur Vorbeugung von Krankheiten gibt, solange die Dosierung nicht aus dem Rahmen fällt. Die in den Präparaten vorliegende Konzentration der einzelnen Vitamine sollte das Zehnfache der täglich empfohlenen Menge nicht überschreiten, da es sonst zu unangenehmen Nebenwirkungen bis hin zu schwerwiegenden Gesundheitsschäden kommen könnte.

Eine Sonderstellung kommt hierbei auch wieder dem Vitamin E zu. Viele im Handel erhältliche Präparate übersteigen die empfohlene Tagesdosis um weit mehr als das Zehnfache – nämlich bis zu 200 Milligramm und darüber. Das liegt daran, daß die Empfehlungen für die tägliche Zufuhr sich nach dem richten, was unbedingt notwendig ist, um Mangelerscheinungen zu vermeiden, und gleichzeitig einen sehr großen Sicherheitsabstand zu der Grenze einhalten, ab der mit Nebenwirkungen zu rechnen ist. Eingehende Beobachtungen in der Praxis und langjährige Erfahrung haben jedoch ergeben, daß auch mehr als das Zehnfache über der Tagesempfehlung liegende Konzentrationen von Vitamin E noch keine schädlichen Wirkungen zeigen, so daß man ohne Befürchtungen die höhere Dosis einnehmen kann.

Allgemein empfiehlt es sich, Vitaminpräparate zu oder nach den Mahlzeiten einzunehmen. Damit ist gewährleistet, daß für wasserlösliche Vitamine genügend Flüssigkeit über die Getränke zugeführt wird und gleichzeitig Fett, das der Körper benötigt, um fettlösliche Vitamine aufzunehmen. Außerdem sind in der Nahrung die von den Kritikern der Präparate angeführten zusätzlichen Stoffe enthalten, die für die Verwertung der Vitamine im Organismus notwendig sind, zum Beispiel die für Vitamine äußerst wichtigen Pflanzenfarbstoffe, sogenannte Flavonoide. Sie können nämlich die Vitamine C und E regenerieren und deren Wirkung im Organismus 20- bis 50fach verstärken. Flavonoide sind reichlich enthalten in Kräuter-Tees, Säften aus Früchten und Beeren, Zwiebeln, Eintopfgerichten, Rotwein oder nach dem Reinheitsgebot gebrautem Pils.

Eine zeitlich möglichst gleichmäßige Vitaminversorgung erzielt man, wenn die Vitamine nicht auf einmal, sondern über den Tag verteilt eingenommen werden. Gerade die wasserlöslichen Vitamine, die der Körper nicht speichern kann, werden schon innerhalb weniger Stunden nach der Zufuhr mit dem Urin wieder ausgeschieden. Erfolgt die Einnahme am frühen Morgen, kann schon ab Mittag nichts mehr davon vorhanden sein.

Was also sollte dagegen sprechen, Vitaminpräparate zu sich zu nehmen?

Solange die Dosis nicht überzogen wird, können sie auf keinen Fall schaden, sondern nur nützen, indem sie Krankheiten vorbeugen. Das gilt insbesondere für Personengruppen, die einen erhöhten Vitaminbedarf haben (siehe die entsprechenden Abschnitte). Bei ihnen kann die notwendige Vitaminversorgung wegen des gesteigerten Bedarfs nur in seltenen Fällen über die Nahrung zufriedenstellend gedeckt werden, so daß eine Zufuhr von außen sogar notwendig wird. Bestehen Zweifel oder in besonderen Situationen, zum Beispiel wenn es um die Einnahme von Vitaminpräparaten während der Schwangerschaft geht, sollte aber trotzdem zuvor mit dem Arzt darüber gesprochen werden.

Vitamine sind äußerst empfindlich

Fast alle Vitamine sind äußerst empfindlich, was äußere Einflüsse betrifft und gehen entsprechend schnell zugrunde. Ganz besonders trifft das auf Vitamin C zu. Ein Beispiel: Bei normaler Lagerung (Zimmertemperatur) von frischem Blattspinat sind nach zwei Tagen 79 Prozent des darin enthaltenen Vitamin C verschwunden. Bei grünen Erbsen sind es 36 Prozent und bei Blumenkohl 26 Prozent. Bremsen kann diesen Vorgang am besten Kälte: Bei vier Grad beträgt der Verlust im Spinat „nur noch" 33 Prozent, in Erbsen 10 Prozent, im Blumenkohl 8 Prozent. Tiefgekühlt auf minus 18 Grad wird der Vitaminschwund sogar völlig gestoppt. Aus diesem Grund sind Tiefkühlprodukte manchmal von ihrem Vitamingehalt her sogar wertvoller als Frischware. Während frisches Gemüse oft Tage für den Weg vom Erzeuger bis in den Handel braucht und während des Transports nicht immer eine ausreichende Kühlung gewährleistet ist, beziehen viele Hersteller von Tiefkühlprodukten ihre Ware von vertraglich gebundenen Landwirten aus der Region. Nicht selten wird das Gemüse noch am Tag der Ernte verarbeitet und tiefgefroren – der Vitaminverlust bleibt dabei minimal.

Aber auch beim Kochen verringert sich der Vitamingehalt. Die Vitamine werden beim Erhitzen zum Teil zerstört oder lösen sich durch dabei verwendetes Wasser und Fett aus den Lebensmitteln – beim fettlöslichen Vitamin A kann der Verlust bis zu 30 Prozent betragen. Gemüse, das unter Zugabe von Wasser gedünstet wird, verfügt ebenfalls bei weitem nicht mehr über seinen vollen Gehalt an Vitaminen. Und das betrifft nicht nur Vitamin C, von dem beim Kochen bis zu 80 Prozent verlorengehen. Bei der Folsäure sind es sogar bis zu 90 Prozent, bei Vitamin B_2 bis zu 50 Prozent und bei Vitamin B_1 bis zu 30 Prozent.

Statt im Gemüse sind die Vitamine jetzt im Wasser gelöst –
und können damit trotzdem noch genützt werden, indem zum
Beispiel die Brühe für eine Suppe verwendet wird.

So bleiben die Vitamine in Obst und Gemüse erhalten:

- *Da man der Ware einen Vitaminverlust nicht ansieht, sollten Sie möglichst Obst und Gemüse der Jahreszeit und
  aus regionalem Anbau kaufen. Lange Transport- und
  Lagerzeiten fallen dann meistens weg. So haben etwa im
  Winter angebotene Erdbeeren meist schon viele zeit- und
  damit auch vitaminraubende Kilometer hinter sich. Wei-
  chen Sie zur Not außerhalb der Saison auf Tiefkühlkost
  aus.*
- *Lagern Sie Gemüse und Obst dunkel, trocken und kühl,
  schützen Sie es vor Wärmeeinwirkung (etwa durch die
  Heizung) und direkter Sonneneinstrahlung.*
- *Essen Sie auch Gemüse möglichst oft roh – etwa frischen
  Krautsalat statt gedünstetem Kraut.*
- *Legen Sie Gemüse – beispielsweise Salate – zum Frisch-
  halten nicht in Wasser. Es entzieht einen großen Teil der
  Vitamine. Waschen Sie Obst und Gemüse vor dem Zerkleinern, und zerschneiden oder zerhacken Sie es erst kurz
  vor dem Verzehr.*
- *Entfernen Sie von Obst und Gemüse nur, wenn es unbedingt notwendig ist, die Schale. Häufig befinden sich
  gerade in ihr besonders viele Vitamine.*
- *Verwenden Sie zur Zubereitung so oft es geht den Dampfkochtopf. Durch den Überdruck werden die Garzeiten
  verkürzt, was die Vitamine schont.*
- *Kochen Sie immer nur soviel Gemüse, wie für eine einzelne Mahlzeit benötigt wird. Beim zweiten Aufwärmen*

werden die bei der ersten Zubereitung verbliebenen Vitamine weiter zerstört. Bereiten Sie außerdem die Speisen so zu, daß sie nicht längere Zeit warm gehalten werden müssen. Auch das schadet den Vitaminen. Läßt sich ein Wiederaufwärmen nicht vermeiden, die Gerichte rasch abkühlen und bis dahin im Kühlschrank aufbewahren.

- Geben Sie zu frischem Obst- oder Gemüsesalat etwas Zitrone. Sie schützt die Vitamine vor dem zerstörerischen Einfluß des in der Luft vorhandenen Sauerstoffs und verhindert damit gleichzeitig, daß die Speisen braun werden.

Mineralstoffe

Mineralstoffe – unentbehrlich für jedes Leben

Auch wenn Mineralstoffe nur in kleinen oder kleinsten Mengen im menschlichen Körper vorkommen, sind ihre Auswirkungen auf die Gesundheit und das Wohlbefinden dennoch enorm. Alle Mineralstoffe im menschlichen Körper zusammengerechnet machen etwa fünf Prozent seines Gewichtes aus. Mineralstoffe sind unter anderem

- Grundsubstanz für den Aufbau von Knochen,
- für den gleichmäßigen Herzschlag zuständig,
- am Aufbau von Enzymen und Eiweißstoffen beteiligt,
- Bestandteil des roten Blutfarbstoffs Hämaglobin,
- wichtig für die Bildung des Erbgutes,
- für die Regulation des körpereigenen Wasserhaushalts zuständig,
- Schutz vor den schädlichen Auswirkungen von Streß auf das Herz,
- unentbehrliche Stütze des Immunsystems, indem sie zusammen mit der Substanz Properdin im Blut Bakterien so sehr schwächen, daß die Abwehrzellen sie angreifen und unschädlich machen können.

Da der menschliche Organismus Mineralstoffe nicht selbst herstellen kann, ist er darauf angewiesen, sie mit der Nahrung zuzuführen. Pflanzen lösen Mineralstoffe aus dem Boden und nehmen sie über die Wurzeln auf. Diese werden wiederum von Tieren gefressen, so daß der Mensch am Ende der Nahrungskette seinen Mineralstoffbedarf sowohl über tierische als auch pflanzliche Nahrung decken kann. Jedenfalls in der Theorie. Praktisch sieht es leider häufig so aus, daß die Böden infolge intensiver, industrialisierter Landwirtschaft zu sehr ausgelaugt sind, um noch Mineralstoffe in ausreichender Menge an die Pflanzen abgeben zu können. Deshalb empfiehlt es sich häufig, den Mineralstoffbedarf zusätzlich über Präparate zu decken.

Mineralstoffe werden bei der Verdauung im Darm aufgenommen, allerdings nicht in der Menge, wie sie zugeführt werden, sondern in vielen Fällen nur in Bruchteilen davon. Vom gesamten mit der Nahrung aufgenommenen Eisen zum Beispiel nur bis zu zehn Prozent, vom Mangan bis zu fünf Prozent und vom Chrom sogar nur bis zu drei Prozent. Der große Rest wird jeweils ungenutzt wieder ausgeschieden. Gesteuert wird die Aufnahme von Mineralstoffen von der Hirnanhangdrüse, einem etwa walnußgroßen Organ im Gehirn. Liegt dort etwa eine krankhafte Störung vor und gerät der Steuermechanismus aus dem Gleichgewicht, kann das unter anderem auch zu einer gefährlichen Mineralstoffunterversorgung führen.

Anders als die Nährstoffe Eiweiß, Fett und Kohlenhydrate kann der menschliche Organismus jedoch Mineralstoffe nicht verdauen und in Energie umwandeln. Objektiv gesehen, handelt es sich dabei um anorganische, also im strengen Sinne „tote" Materie, die dennoch lebensnotwendig ist. Einige Beispiele, wie wichtig Mineralstoffe für unsere Gesundheit sind:

- Schwedische Wissenschaftler, so die Veröffentlichung einer Studie im renommierten „European Journal of Clinic Nutrition", haben festgestellt, daß Eisen die Aufnahme von Cadmium in den Organismus hemmt. Das Umweltgift kann schwere Nierenschäden verursachen und steht sogar im Verdacht, Krebs auszulösen.
- Zwei unabhängig voneinander durchgeführte Untersuchungen der Universitäten Bethesda und Baltimore in den USA haben ergeben, daß mit einer erhöhten Kalzium-Aufnahme während der Schwangerschaft das Risiko von Frühgebur-

ten erheblich gesenkt werden kann. Bei den dabei beobachteten Schwangeren, die kein zusätzliches Kalzium zu sich nahmen, wurde jedes fünfte Baby zu früh geboren. Wurde Kalzium zugeführt, verringerte sich die Zahl der Frühgeburten auf jedes vierzehnte Kind. Die Endauswertung der Studie ergab, daß bei einer täglichen Aufnahme von 2000 Milligramm Kalzium das Frühgeburt-Risiko fast vollständig ausgeschlossen werden kann.

- Bluthochdruck während der Schwangerschaft, der sich häufig ab der 20. Schwangerschaftswoche einstellt, kann ebenfalls mit Kalzium verhindert werden.

- Ärzte der Harvard-Universität in Cambridge/USA entdeckten, daß der hohe Gehalt von Magnesium und Kalium in Ananas, Orangen, Bananen und Äpfeln hervorragend geeignet ist, überhöhtem Blutdruck vorzubeugen. Sie empfehlen deshalb, zur Vorbeugung von Herz-Kreislauf-Erkrankungen, ab dem 40. Lebensjahr täglich mindestens ein Pfund davon zu essen.

- Eine Studie mehrerer englischer Kliniken an insgesamt 2633 Patienten ergab, daß Magnesiummangel Asthma verursachen kann. Fehlt dieser Mineralstoff im Organismus, führt das zu einer Verengung der Atemwege und – bei länger anhaltendem Mangel – schließlich zu Asthma. Umgekehrt, das wurde in der Studie ebenfalls festgestellt, kann plötzliche Atemnot rasch beseitigt werden, wenn der Arzt Injektionen mit Magnesium verabreicht. Zur Vorbeugung sollte deshalb auf eine magnesiumhaltige Ernährung geachtet werden.

- Magnesiummangel kann außerdem auch Migräneanfälle und das damit verbundene „Flimmersehen" – Sternchen und andere geometrische Formen vor den Augen – verursachen, wie Wissenschaftler am Henry Ford Health Center in

Detroit/USA herausgefunden haben. Ein Magnesiummangel im Gehirn führt zu Entzündungen der Nerven im Sehzentrum und ist nach Ansicht der Forscher auch teilweise schuld an den Migräneanfällen.

- Selbst auf den ersten Blick scheinbar nicht mit Mineralstoffen zusammenhängende Leiden, wie zum Beispiel Schluckbeschwerden, können auf eine Unterversorgung zurückzuführen sein. Fehlen nämlich im Organismus die Spurenelemente Selen, Zink und Kupfer, kann es zu verschiedenen Zahnerkrankungen kommen, deren Folge später Kau- und Schluckstörungen sind.

Lange Zeit vernachlässigte die Wissenschaft die Erforschung der Mineralstoffe. Sie schienen viel zu unwichtig zu sein, als daß man sich eingehend mit ihnen befaßte. Während die große Bedeutung der Vitamine schon um die Jahrhundertwende bekannt war und damit auch ihre Erforschung vorangetrieben wurde, befaßt man sich eingehend mit den Mineralstoffen erst seit etwa 30 Jahren. Mit dem Ergebnis, daß heute kaum eine Woche vergeht, in der nicht irgendwo auf der Welt neue, faszinierende Erkenntnisse über die Salze des Lebens veröffentlicht werden.

Mineralstoffe und Spurenelemente – was ist der Unterschied?

In vielen populären Veröffentlichungen wird häufig zwischen Mineralstoffen und Spurenelementen unterschieden. Diese Gegenüberstellung ist streng genommen nicht richtig, denn Spurenelemente gehören zur großen Gruppe der Mineralstoffe. Statt dessen müßte zwischen Mengenelementen und Spurenelementen eine Trennung vollzogen werden – je nachdem, wie hoch ihre Konzentration im Organismus ist und wieviel davon täglich benötigt wird. Von jedem Mengenelement sind im Körper zwischen 25 und 1000 Gramm vorhanden. Der Tagesbedarf bewegt sich zwischen mehreren hundert Milligramm und einigen Gramm. Spurenelemente hingegen befinden sich im Körper in einer Größenordnung zwischen einem Milligramm und fünf Gramm. Die benötigte tägliche Zufuhr liegt im Bereich von einigen Milligramm und weniger.

Zu den Mengenelementen zählen die Mineralstoffe Chlor, Kalium, Kalzium, Magnesium, Natrium, Phosphor, Schwefel.

Zu den Spurenelementen gehören Chrom, Eisen, Fluor, Jod, Kobalt, Kupfer, Mangan, Molybdän, Nickel, Selen, Silicium, Vanadium und Zink. Es liegen im Körper jedoch noch rund zwei Dutzend weitere Spurenelemente vor, deren Bedeutung bis heute nicht so weit erforscht ist, um einstufen zu können, wie wichtig sie für den Organismus sind. Darunter befindet sich auch das Spurenelement Arsen, das in großen Mengen ab etwa 100 Milligramm ein absolut tödliches Gift ist. Es gibt jedoch auch Hinweise dafür, daß Arsen in winzigen Mengen wichtige Aufgaben bei der Bildung von Enzymen und Eiweißkörpern übernimmt.

Eisenmangel – besonders häufig trifft es Frauen

Hinter großer Abgespanntheit, Konzentrationsschwäche, Lustlosigkeit, Kreislaufbeschwerden, starkem Haarausfall oder häufigen Kopfschmerzen kann sich ein Eisenmangel verbergen. Normalerweise speichert der menschliche Körper zwischen 4000 und 5000 Milligramm von diesem Spurenelement. Drei Viertel davon sind in Form des Blutfarbstoffes Hämoglobin in den roten Blutkörperchen gebunden. Ihre wichtigste Aufgabe ist es, den lebensnotwendigen Sauerstoff in jede einzelne Zelle des Organismus zu befördern. Fehlt das Eisen, dann wird nur noch ungenügend Hämoglobin gebildet, so daß es zu einer Sauerstoffunterversorgung kommt. Die Eisenmangelsymptome treten auf.

Täglich wird etwa ein Milligramm Eisen ausgeschieden, während neues problemlos über die Nahrung wieder aufgenommen wird. Während der Monatsblutung verlieren Frauen mit etwa 50 Millilitern Blut gleichzeitig auch 10 bis 40 Milligramm Eisen. Auch das ist vom Organismus noch ohne weiteres zu verkraften. Bei besonders starken Blutungen kann der Eisenverlust allerdings bis auf bedenkliche 250 Milligramm ansteigen.

Besonders viel Eisen benötigen werdende Mütter, die den Mineralstoff während der Schwangerschaft an das Ungeborene abgeben. Deshalb ist es ratsam, hauptsächlich während der zweiten Schwangerschaftshälfte den Organismus zusätzlich zu einer eisenreichen Ernährung auch noch mit Eisenpräparaten zu unterstützen. Damit kann einer Schwangerschafts-Eisenmangelanämie (Blutarmut) und den damit verbundenen Komplikationen vorgebeugt werden: Früh- oder Fehlgeburten, Abwehrschwäche des Babys gegen Infektionen, erhöhte Säuglingssterblichkeit. Schwangere sollten eisenhaltigen Medikamente jedoch nie auf eigene Faust, sondern immer erst nach Rücksprache mit dem Arzt einnehmen.

Ansonsten kann einer Eisenmangel-Anämie, unter der im Durchschnitt jede zweite Frau unter 50 Jahren zumindest zeitweise leidet, durch eine entsprechende Ernährung vorgebeugt werden. Besonders eisenhaltig sind Schweine-, Rind- und Kalbfleisch, Kopfsalat, grüne Erbsen, Eierspeisen, Haferflocken, Nüsse und Roggenbrot. Am meisten Eisen enthalten Leber und Nieren, die aber wegen anderer Substanzen, die zum Beispiel die Entstehung von Gicht begünstigen, nicht zu häufig verzehrt werden sollten.

Jod – das Lebensmineral für die Schilddrüse

So klein und unscheinbar sie im gesunden Zustand auch ist, gehört die Schilddrüse dennoch zu den wichtigsten Organen des menschlichen Körpers. Die normalerweise etwa daumengliedgroße Drüse knapp unter dem Kehlkopf stellt verschiedene lebenswichtige Hormone her. Diese kontrollieren und steuern den gesamten Stoffwechsel. Ohne ihren Einfluß, würde er völlig stillstehen. Schon geringe Funktionsstörungen der Schilddrüse können erhebliche Beschwerden auslösen.

Professor Peter Pfannenstiel, Schilddrüsenexperte an der Deutschen Klinik für Diagnostik in Wiesbaden: „Die Schilddrüse braucht Jod als Baustein, um lebenswichtige Botenstoffe zu produzieren, mit denen sie Körpervorgänge steuert. Liegt Jodmangel vor, wuchert das Organ unkontrolliert, ohne den Hormonbedarf zu decken."

Es kann zu diesen Funktionsstörungen kommen:

- Schilddrüsenunterfunktion: Um ihre Hormone herstellen zu können, benötigt die Schilddrüse also winzige Mengen Jod – im Verlaufe eines Lebens insgesamt etwa vier Gramm. Diese Substanz muß dem Körper mit der Nahrung von außen zugeführt werden. Fehlt sie, versucht die Schilddrüse den Mangel durch verstärkte Arbeit auszugleichen. Sie bildet zusätzlich hormonproduzierendes Gewebe und wächst zum Kropf.
Einer Untersuchung des Arbeitskreises Jodmangel am Institut für Ernährungswissenschaft der Universität Bonn zu-

folge leiden darunter in Deutschland 15 Prozent aller Männer und 28 Prozent aller Frauen. Die Symptome sind Konzentrationsprobleme, übersteigerte Nervosität, Schlaflosigkeit, Depressionen, Überempfindlichkeit für Hitze und Kälte, trockene Haut oder verstärkter Haarausfall.

Vorgebeugt werden kann einer Unterfunktion durch den Verzehr besonders jodhaltiger Nahrungsmittel. 250 Gramm Seefische pro Woche sind ausreichend. Außerdem sollte zum Kochen jodiertes Speisesalz verwendet werden. Hat der Jodmangel bereits einen leichten Kropf verursacht, kann die ärztlich kontrollierte Gabe von Jodidtabletten seine Rückbildung erreichen.

- Schilddrüsenüberfunktion: In manchen Fällen versucht die Schilddrüse dem Jodmangel in einer Art „Panikreaktion" entgegenzuwirken, indem sie das Element hortet. Dazu bildet sie sogenannte Adenome (Knoten) – Gewebe, in dem sich verstärkt Jod ablagert. Diese geraten jedoch bald außer Kontrolle und beginnen selbst unablässig Schilddrüsenhormone herzustellen. Durch das Überangebot wird der Organismus ständig zur Höchstleistung angetrieben. Die Folgen sind Herzrasen und Herzrhythmusstörungen, hoher Blutdruck, Durchfälle, Gewichtsverlust und häufige Schweißausbrüche. Die Überfunktion kann durch Medikamente gestoppt werden.

Entgegen früherer Meinung hat die Basedowsche Krankheit nichts mit Jodmangel zu tun. Heute weiß man, daß es sich bei ihr um eine Überfunktion handelt, die hervorgerufen wird, weil die eigenen Abwehrzellen die Schilddrüse angreifen und dort zu einer ständigen Entzündung führen.

Während der Schwangerschaft benötigt der Organismus der werdenden Mutter rund ein Drittel mehr Jod. Zwei Gründe sind dafür ausschlaggebend:

- Der Stoffwechsel der Schwangeren läuft auf Hochtouren, so daß vermehrt Jod mit dem Urin ausgeschieden wird
- Das ungeborene Kind benötigt selbst ebenfalls Jod, um Schilddrüsenhormone herzustellen. „Bereits in der 12. Schwangerschaftswoche produziert das ungeborene Kind Schilddrüsenhormone", so Professor Günther Wolfram von der Deutschen Gesellschaft für Ernährung in Frankfurt. „Das hierzu benötigte Jod muß die Mutter bereitstellen."

Liegt während der Schwangerschaft ein Jodmangel vor, kann das unterschiedliche Auswirkungen haben.

- Bei der werdenden Mutter: Konzentrationsprobleme, nachlassendes Gedächtnis, Hörstörungen, Antriebsschwäche, generelle Leistungsminderung, Kropfbildung, Tot- oder Fehlgeburt.
- Beim ungeborenen Kind: Zu langsame Ausbildung des zentralen Nervensystems (ZNS), Beeinträchtigung von Körperwachstum und -reifung. Es kann sein, daß das Baby bereits mit einem Kropf geboren wird und später unter Wachstumsstörungen sowie einer verlangsamten Gehirnentwicklung leidet.

Auch während der Stillzeit sollte noch auf eine vermehrte Jodversorgung geachtet werden, da davon der Jodgehalt in der Muttermilch abhängt. Nur so ist eine optimale körperliche und geistige Entwicklung des Säuglings gewährleistet.

Zur ausreichenden Jodversorgung sollte man:

- zweimal pro Woche Seefisch essen,
- täglich Milch oder Milchprodukte aufnehmen,
- nur Käse, Brot, Wurst und Fertigprodukte kaufen, die mit Jodsalz hergestellt wurden,

- zu Hause ausschließlich Jodsalz oder jodierten Kochsalzersatz verwenden,
- In Kantinen und Gaststätten nach Speisen fragen, die mit Jodsalz zubereitet wurden.

Bestehen Zweifel zur Jodversorgung, kann sie der Arzt anhand von Bluttests im Labor überprüfen. Liegt ein gravierender Jodmangel vor, der über die Ernährung nicht mehr ausgeglichen werden kann, gibt es auch während einer Schwangerschaft die Möglichkeit, Jod in Tablettenform einzunehmen.

Kalzium – Baustein für feste Knochen

Viele Frauen nach den Wechseljahren haben Angst vor einer Krankheit, die nicht sein muß: Osteoporose, erhöhte Brüchigkeit der Knochen. Diese häufigste Knochenerkrankung von Erwachsenen äußert sich hauptsächlich nach dem 60. Lebensjahr. Tückisch an dem Leiden ist, daß es schleichend beginnt. Anfangs bemerkt man kaum etwas, bis es im fortgeschrittenen Stadium plötzlich zu schmerzhaften Wirbeleinbrüchen kommt – äußerlich erkennbar am sogenannten Altersbuckel und am „Kleinerwerden".

Ursache für die erhöhte Knochenbrüchigkeit ist der mit dem Altern verbundene Abbau von Knochengewebe. Ab dem 40. Lebensjahr verlieren die Knochen jährlich 1,5 Prozent ihrer Substanz.

„Kalzium ist wichtiger Baustoff für das Skelett", erläutert Dr. Irmgard Niestroj, Ärztin am Schwarzwald-Sanatorium Baiersbronn-Obertal. „Von den insgesamt 1000 bis 1500 Gramm Kalzium im Körper eines Menschen stecken 99 Prozent in den Knochen und Zähnen. Mit dem Alter verringert sich allmählich dieser Anteil. Es wird weniger Substanz aufgebaut als abgebaut, und bei vielen Frauen werden nach den Wechseljahren die Knochen brüchig." Frauen sind deswegen besonders stark davon betroffen, da ihrem Organismus mit Beginn der Wechseljahre das für den Knochenaufbau wichtige Hormon Östrogen fehlt.

„Risikofaktoren, die das Entstehen von Osteoporose begünstigen, sind eine kalziumarme Ernährung, Bewegungsmangel, eine erbliche Belastung beim gehäuften Auftreten von Osteoporose in der Familie und übermäßiger Alkohol- oder Nikotingenuß", erklärt Dr. Niestroj.

Dennoch ist man dieser Krankheit nicht hilflos ausgeliefert. Wer in jungen Jahren rechtzeitig vorbeugt, kann ihr Auftreten mit Erfolg verhindern. Wichtig ist die Ernährung mit kalziumreichen Nahrungsmitteln, wie es zum Beispiel Milchprodukte sind. Gut sind auch kalziumreiche Mineralwasser, Sojabohnen und verschiedene Gemüse. Außerdem sollte man darauf achten, nicht zuviel Phosphor mit der Nahrung zu sich zu nehmen. „Eigentlich sollte etwa gleich viel Phosphor wie Kalzium aufgenommen werden, jeweils 800 Milligramm pro Tag, da auch Phosphor für einen starken Knochen nötig ist", so Dr. Niestroj. „Tatsächlich erhalten viele Menschen mehr Phosphor als sie nötig haben, weil sie zu reichlich Fleisch essen und zu viel phosphatreiche Limonaden trinken."

Eine bedeutende Rolle bei der Osteoporosevorbeugung spielen auch Vitamine. Dr. Niestroj: „Vitamin D sorgt für eine bessere Aufnahme von Kalzium und den Aufbau neuer Knochensubstanz. Dazu wird auch Magnesium benötigt. Für das bindegewebige Gerüst der Knochen sind auch Vitamin C und Mangan erforderlich."

Um Osteoporose vorzubeugen, sollte der tägliche Bedarf an Mineralstoffen und Vitaminen mit der Nahrung abgedeckt werden.

„Zur Therapie einer bereits vorliegenden Osteoporose eignet sich zusätzlich zu den für die Vorbeugung genannten Vitaminen und Mineralstoffen meist höher dosiert die individuell angepaßte Gabe von Fluorid. Es wird angewendet, wenn bereits ein Wirbelkörper morsch geworden und eingebrochen ist. Dann regt das Spurenelement die knochenbildenden Zellen an, neue Knochensubstanz zu bilden", erklärt Dr. Niestroj. „Wichtig aber ist in jedem Fall, sich regelmäßig und ausreichend zu bewegen, um die Einlagerung von Kalzium in den Knochen und damit auch den Aufbau von Knochensubstanz zu fördern."

Osteoporose ist allerdings kein reines Frauenleiden. Etwa jeder zehnte durch Entmineralisierung der Knochen verursachte Wirbelkörperbruch kommt bei Männern vor. Insgesamt gibt es in Deutschland knapp eine Million männliche Osteoporose-Patienten. Folgende Risikofaktoren begünstigen bei Männern Knochenschwund: Einnahme von Kortisonpräparaten, starker Alkohol- und Nikotinkonsum, verringerte Produktion männlicher Geschlechtshormone, Nierensteine, Leberfunktionsstörungen, Morbus Crohn (chronische Darmentzündung), kalziumarme Ernährung, Schilddrüsenüberfunktion und zu wenig Bewegung.

Magnesium – Schutzfaktor für Herz- und Schwangerschaftsleiden

Tag für Tag vollbringt das menschliche Herz wahre Höchstleistung: Der nur etwa 400 Gramm schwere Lebensmotor pumpt mit einer Leistung von etwa 0,0027 PS in 24 Stunden bis zu 15.000 Liter Blut durch ein Adersystem von insgesamt mehr als 90.000 Kilometer Länge. Im Durchschnitt 70mal pro

Minute preßt der Herzmuskel Blut aus der linken Herzkammer in den Kreislauf, um die rund 60 Billionen Zellen des Körpers mit Sauerstoff und Nährstoffen zu versorgen.

Im Laufe eines Menschenlebens schlägt das Herz knapp drei Milliarden mal. Als eines der ersten Organe beginnt das Herz seine Tätigkeit bereits ab dem 21. Tag nach der Befruchtung und schuftet bis zur letzten Sekunde des Lebens – ohne Pause.

Um diese beachtliche Leistung reibungslos erbringen zu können, ist Magnesium dringend notwendig. Es trägt zur Stabilisierung des Herzschlags bei und beugt Herzerkrankungen vor. Verschiedene Studien konnten belegen, daß Magnesiummangel böse Folgen für das Herz haben kann – von Herzrhythmusstörungen über Herzenge (Angina pectoris) bis hin zum plötzlichem Herztod bei einem gravierenden Defizit. Eine Untersuchung in Japan hat ergeben, daß in Regionen mit einem Magnesiumgehalt von 30 Milligramm pro Liter Trinkwasser Herzinfarkte wesentlich seltener auftraten als in Regionen mit 2,5 Milligramm Magnesium pro Liter.

Im Körper eines erwachsenen, etwa 70 Kilogramm schweren Menschen sind zwischen 21 und 28 Gramm Magnesium gespeichert – 60 bis 65 Prozent davon in den Knochen, ein Prozent in der Flüssigkeit, die die Zellen umspült, und der Rest im Muskelgewebe. Magnesium unterstützt die Tätigkeit von mehr als 300 Enzymen, darunter einige, die im Fettstoffwechsel am Abbau von Fett beteiligt sind. Damit trägt Magnesium indirekt zur Absenkung des Cholesterinspiegels, eine der Hauptursachen für Arteriosklerose und Herzinfarkt, bei. Wäre die Enzymtätigkeit – durch fehlendes Magnesium – gehemmt, würde die Konzentration der Blutfette ansteigen.

Aber auch bei der Therapie von Herzleiden hat sich Magnesium bewährt. Privatdozent Dr. Michael Beyer, Oberarzt in der Abteilung für Herzchirurgie der Universität Ulm: „Die stabilisierende Funktion von Magnesium bei Herzrhythmusstörungen ist bewiesen. Ein erhöhter Magnesiumspiegel im Organismus verringert erheblich das Risiko, daran zu erkranken. Außerdem kommt das Herz von Patienten mit Rhythmusstörungen schneller wieder in den normalen Rhythmus, wenn Magnesium verabreicht wird. Im Tierversuch wurde darüber hinaus festgestellt, daß sich die Infarktgröße, das heißt die Ausdehnung eines Herzinfarkts und der damit verbundene Gewebeuntergang, mit Magnesiumgaben deutlich reduzieren läßt."

Untermauert werden diese Erkenntnisse von einer umfangreichen Untersuchung bei mehr als 2000 Herzinfarkt-Patienten in England. Wurde sofort nach dem Infarkt intravenös (in eine Vene) Magnesium injiziert, überlebten etwa 25 Prozent mehr ihren Infarkt, als es statistisch ohne Magnesiumgabe der Fall ist.

Eine wichtige Rolle spielt Magnesium auch bei der sogenannten Eklampsie, einer gefürchteten Komplikation während der Schwangerschaft, unter der durchschnittlich eine von 700 Schwangeren leidet. Rund die Hälfte aller Fälle ereignet sich in den letzten Schwangerschaftswochen, etwa ein Drittel davon sogar erst während der Wehen. Dabei schnellt blitzartig, ohne erkennbare Ursache, der Blutdruck der werdenden Mutter in eine gefährliche Höhe. Über den Urin wird verstärkt Eiweiß, teilweise vermischt mit Blut, ausgeschieden. Im gesamten Körper bilden sich plötzlich verstärkt Wasseransammlungen (Ödeme). Werden die Schwangere und das Ungeborene nicht unverzüglich behandelt, kann ein Koma mit Todesfolge eintreten.

„Mit einer vermehrten Magnesiumzufuhr in der Schwangerschaft, während der etwa der doppelte Bedarf im Vergleich zu sonst vorliegt, kann der gefährlichen Eklampsie und dem damit verbundenen Blutdruckanstieg vorgebeugt werden", erklärt Dr. Beyer. „Auch allgemein ist Magnesium gut dazu geeignet, erhöhten Blutdruck und Gefäßkrankheiten abzuwenden. Vegetarier zum Beispiel, die über Gemüse, Obst und Vollkornprodukte reichlich Magnesium zu sich nehmen, haben einen erhöhten Magnesiumspiegel und leiden fast nie unter Bluthochdruck. Das zeigt, wie wichtig eine bewußte Ernährung ist."

Fluor – schützt die Zähne vor Karies

Die Zahlen sind erschreckend: Nach einer Studie des Instituts Deutscher Zahnärzte sind bereits bei jedem Zwölfjährigen im Durchschnitt vier Zähne von Karies befallen. Die Krankheit schreitet mit zunehmendem Alter so weit fort, daß bei jedem Deutschen im Alter von 45 bis 54 Jahren durchschnittlich sogar 18 Zähne durch Karies geschädigt sind.

Ursache für das Zahnleiden sind Bakterien. Von den insgesamt mehreren Milliarden Mikroorganismen in der Mundhöhle sind insbesondere zwei Arten für die Zahngesundheit schädlich – Mutans Streptokokken und Laktobazillen.

Karies beginnt damit, daß Mutans Streptokokken in erster Linie über zuckerhaltige Nahrungsmittel in den Mund gelangte Kohlenhydrate zu Milchsäure verwandeln. Dadurch kommt es zu einer Übersäuerung des Zahnmilieus, was zu einer Entmineralisierung der Zahnsubstanz führt. Der Grundstein für Karies ist gelegt. Nun treten die Laktobazillen auf den Plan, die die Schwachstellen in der Zahnsubstanz besiedeln und wiederum Säuren produzieren – die „Karieslöcher" fressen sich immer tiefer in den Zahn hinein.

Fluor kann der Kariesbildung auf verschiedenen Wegen entgegenwirken und vorbeugen: Zum einen drosselt Fluor den Stoffwechsel der schädlichen Bakterien im Mund, so daß sie weniger zahnschädliche Säure produzieren. Darüber hinaus härtet Fluor den Zahnschmelz, indem es die Entmineralisierung durch die Bildung neuer Zahnsubstanz rückgängig macht und dazu den Einbau von Mineralien wie Kalzium unterstützt. Mit der Verwendung fluoridhaltiger Zahncremes, spezieller Fluor-Gels oder fluoridhaltiger Mundwasser kann der Zahn vorbeugend gegen Karies gestärkt werden. Damit nach der Zahnpflege möglichst viel Fluorid in der Mundhöhle bleibt und auf den Zahnschmelz einwirken kann, sollte nach dem Putzen nur kurz mit Wasser nachgespült werden. Dann ist die Wirkung, so haben Ärzte der Universitäts-Zahnklinik in London herausgefunden, am größten. Der „Deutsche Arbeitskreis für Zahnheilkunde" empfiehlt zur Vorbeugung außerdem, den Zuckerverbrauch zu reduzieren und fluorhaltiges Speisesalz zu verwenden.

Relativ neu ist die Fluoridierung der Zähne durch den Zahnarzt. Dazu bestreicht er die Zähne mit einem speziellen Fluoridlack, der sie bis zu sechs Monate gleichmäßig mit Fluorid versorgt. Die Behandlung, die bei besonders kariesgefährdeten Patienten auch öfter durchgeführt werden kann, macht durch die kontinuierliche Fluoridabgabe die Zähne besonders widerstandsfähig gegen die Säureangriffe der Bakterien.

Erhöhter Mineralstoffbedarf bei Sportlern

Wer nur gelegentlich Sport treibt – etwa am Wochenende oder einmal pro Woche im Sportverein – braucht sich keine Sorgen zu machen: Mit dem Schweiß ausgeschiedene Mineralsalze, sogenannte Elektrolyte, werden dem Körper über eine ausgewogene Ernährung genügend zugeführt, so daß die Mineralstoffdepots nach etwa 24 Stunden wieder nachgefüllt sind.

Wer jedoch häufig trainiert, um zum Beispiel an Wettkämpfen teilzunehmen, oder Leistungssportler ist, verliert meistens mehr Mineralsalze, als mit der Ernährung ausgeglichen werden können. Normalerweise produzieren die rund zwei Millionen Schweißdrüsen des Körpers täglich etwa einen Liter Schweiß, der über die Haut ausgeschieden wird und verdunstet. Bei hoher sportlicher Belastung kann diese Menge bis zum 15fachen anwachsen. Der Schweiß besteht zu 99 Prozent aus Wasser, das von den Schweißdrüsen dem Blut entzogen wird. Ein Prozent sind darin gelöste Mineralstoffe: Chlor, Chrom, Eisen, Kalium, Kalzium, Natrium, Magnesium, Phosphor und Zink. Den Löwenanteil stellt Kochsalz dar – Natriumchlorid.

Neben einer allgemeinen Beeinträchtigung der Leistungsfähigkeit kann der Elektrolytverlust die Herz-Kreislauf-Funktionen belasten und – langfristig – sogar zu einer erhöhten Infektionsanfälligkeit führen.

Damit es nicht dazu kommt, rät der Münchner Sportmediziner Dr. Helmut Pabst:

- Vor körperlicher Belastung: Ist nicht mit Sicherheit gewährleistet, daß dem Organismus mit der Ernährung ausreichend Mineralstoffe zugeführt worden sind, etwa drei bis vier Stunden vor dem Sport einen Viertelliter Elektrolytlösung trinken.
- Nach körperlicher Belastung: Für einen schnellen Ausgleich des Mineralstoffverlusts eignen sich hier ebenfalls Elektrolytlösungen. Dr. Pabst: „Es ginge zwar auch über das Essen, würde aber länger dauern. Mit dem Trinken von Elektrolytlösung erfolgt eine wesentlich schnellere Erholung des Körpers. Wobei es egal ist, ob hypertone oder isotone Getränke aufgenommen werden."

Vom Trinken hypertoner Getränke mit sehr hohen Mineral-
stoffkonzentrationen über zehn Prozent rät der Sportmediziner
ab. Dr. Pabst: „Nach intensivem Sport wird der Magen nur
noch sehr schwach durchblutet. Der Organismus benötigt für
die Muskelarbeit viel Blut in den Muskeln und konzentriert es
dort. Werden nun Getränke mit hoher Mineralstoffkonzentra-
tion getrunken, passiert das Gleiche, als würde man einen Löf-
fel Kochsalz schlucken: Die Mineralsalze entziehen dem Magen Wasser, und es wird einem schlecht."

Um das zu vermeiden, empfiehlt Dr. Pabst, selbst Elektrolyt-
getränke vor dem Trinken im Verhältnis 1 : 2 mit Wasser zu
verdünnen.

Wann der Mineralstoffbedarf sonst noch erhöht ist

Besondere Lebensgewohnheiten können den Mineralstoffhaushalt des Organismus beeinflussen, indem sie einen verstärkten
Verbrauch einzelner oder mehrerer Mineralstoffe zur Folge
haben, oder zu Mangelerscheinungen führen, weil dem Körper
über die Ernährung nicht genügend Mineralstoffe zugeführt
werden. Risikofaktoren sind:

- *Vegetarische Ernährung:* Da dem Organismus Kobalt,
  Zink und Eisen überwiegend durch tierische Nährstoffe
  zugeführt werden, kann es hier zu einer Unterversorgung
  kommen. Betrifft die Ernährungseinschränkung auch tierische Produkte wie Milch, ist Kalzium ebenfalls davon
  betroffen.
- *Genußmittel:* Erhöhter Alkoholkonsum über längere Zeit
  entzieht dem Körper Kalium, Kalzium, Magnesium und
  Zink. Regelmäßig mehrere Tassen Kaffee am Tag können
  zu einem Eisen- und Kaliummangel führen. Da beim Rau-

chen mit jedem Zug eine immense Anzahl Freier Radikale inhaliert wird, benötigt der Organismus mehr Selen, um die Zellen vor deren schädlichen Auswirkungen zu schützen. Rauchen kann überdies den Kalziumbedarf erhöhen, wie Professor Elisabeth Barrett-Connor von der Universität von Kalifornien in San Diego bei einer Langzeitstudie feststellte. Sie beobachtete über 20 Jahre bei rund 5000 Personen die Entwicklung von Osteoporose und kam dabei zu dem Ergebnis, daß Zigarettenkonsum ein bedeutender Risikofaktor für die Entstehung von Knochenschwund ist. Bestätigt wurden diese Erkenntnisse von der Universität Melbourne: Frauen, die täglich 20 Zigaretten rauchen, haben eine fünf bis zehn Prozent geringere Knochendichte als Nichtraucherinnen. Das Knochenbruchrisiko steigt bis zu 50 Prozent.

- *Fastfood:* Gerade Jugendliche lieben Hamburger und Pommes frites, noch dazu mit Cola, aber auch Erwachsene schätzen manchmal die schnelle Mahlzeit. Allerdings kann diese Küche einen Mangel an Chrom, Kalzium, Kupfer, Magnesium, Mangan und Magnesium nach sich ziehen.
- *Überwiegend fleischhaltige Nahrung:* Wer viel Fleisch, dafür aber wenig Gemüse, Obst und Vollkornprodukte zu sich nimmt, hat häufig ein Defizit der Mineralstoffe Kalium, Kupfer, Magnesium und Zink.
- *Kantinenessen:* Zubereitung und oft lange Lagerung in Kantinen oder Großküchen können zu einem Verlust von Magnesium, Mangan, Kalium, Kalzium und Kobalt in den Lebensmitteln führen.

Schlankheitskuren und Medikamente rauben Mineralstoffe

Egal, ob es sich um eine Kartoffel- oder Reis-Diät, die bekannte Semmelkur oder eine Reduzierung des täglichen Kaloriengehalts auf 800 bis 1000 Kalorien handelt – jede Schlankheitskur, bei der über einen längeren Zeitraum eine verminderte oder einseitig begrenzte Aufnahme von Nahrungsmitteln erfolgt, führt zwangsläufig zu einer Verminderung der dem Körper zugeführten Mineralstoffe – Mengen- wie Spurenelemente – und Vitamine.

Aber auch was gesund machen soll, kann neben der vordergründigen Heilwirkung einen Mineralstoffverlust mit sich bringen. Darauf ist besonders bei diesen Medikamenten zu achten

- Abführmittel – Künstlich angeregte Darmentleerung, entweder chemisch durch vermehrte Flüssigkeitsausscheidung oder pflanzlich durch Stimulation der Darmmuskulatur, bedingt gleichzeitig einen verstärkten Verlust der Mineralstoffe Kalium, Kalzium und Magnesium,
- Antibiotika – Medikamente gegen Bakterieninfektionen können zu einem Defizit von Kalium und Magnesium führen,
- Diuretika – sie entwässern den Organismus, werden aber auch zur Blutdrucksenkung eingesetzt, und können einen Mangel von Kalium, Kalzium, Magnesium, Natrium oder Zink verursachen,
- Kortison – das häufig bei Rheuma und Asthma, aber auch bei Allergien eingesetzte Arzneimittel kann Kalium und Kalzium rauben,
- Schlafmittel – Medikamente aus der Gruppe der Barbiturate werden heute zwar nur noch relativ selten verschrie-

ben, finden aber immer noch Anwendung bei Schlafstörungen. Sie können – insbesondere bei längerer Einnahme – den Kaliumhaushalt im Organismus beeinträch-
tigen,

- Sodbrennenmedikamente – Mittel, die überschüssige
Magensäure neutralisieren oder „abpuffern" und gegen
Sodbrennen angewandt werden, können einen Mangel an
Eisen, Kalzium oder Phosphor auslösen.

Mineralstoffe – die Mengenelemente

In Form von „Steckbriefen" finden Sie hier, wie auch schon bei
den Vitaminen, alles Wichtige zu den Mengenelementen unter
den Mineralstoffen.

Chlor

Wirkung im Organismus: Chlor ist wichtiger Bestandteil der
Magensäure und trägt damit bei der Verdauung entscheidend
zur Aufspaltung der in der Nahrung enthaltenen Eiweiße bei.
In der Leber ist Chlor außerdem am Abbau von Schadstoffen
aus Stoffwechselrückständen beteiligt. Zusammen mit Natrium
reguliert und stabilisiert Chlor den Flüssigkeitshaushalt des
Körpers, indem es für die richtige Flüssigkeitsverteilung im
Gewebe sorgt.

Mangelerscheinungen: Da Chlor mit Flüssigkeiten, wie zum Beispiel über den Schweiß oder den Urin, aus dem Körper ausgeschieden wird, kann es bei starkem Schwitzen, bei Durchfällen
oder bei Erbrechen zu Chlorverlusten kommen. Leichter Mangel
äußert sich mit Kreislaufproblemen, Kopfschmerzen, Muskelkrämpfen und Verdauungsbeschwerden infolge verminderter

Magensäureproduktion. Geht dem Körper mehr als die Hälfte seiner normalerweise 80 Gramm gespeicherten Chlors verloren, kann es zu lebensgefährlichen Störungen und sogar zum Tod durch verstärkte Flüssigkeitsansammlungen im Gehirn und damit verbundenem Druckanstieg sowie Sauerstoffmangel kommen.

Tagesbedarf: 3 bis 5 Gramm.

Vorkommen: Da Chlor ein Bestandteil von Kochsalz (Natriumchlorid) ist, wird es praktisch mit allen gesalzenen Lebensmitteln aufgenommen.

Symptome bei Überdosierung: Ein Überschuß von reinem Chlor ruft bei gesunden Menschen keine Beschwerden hervor, da zuviel Chlor rasch über die Nieren und den Urin wieder ausgeschieden wird. Allerdings kann Chlor in seiner Bindung als Natriumchlorid (Kochsalz) bei dafür empfindlichen Personen den Blutdruck erhöhen. Etwa bei jedem fünften Patienten mit erhöhtem Blutdruck ist zu reichlicher Kochsalzkonsum die Ursache des Leidens.

Kalium
Wirkung im Organismus: Kalium ist Bestandteil der Verdauungssäfte des Magen-Darm-Traktes und trägt durch seine Beteiligung beim Abbau von mit der Nahrung aufgenommenen Kohlenhydraten zur Energiegewinnung bei. Darüber hinaus fördert es die Bildung körpereigenen Eiweißes und kann den Blutdruck senken. Bei der Regulierung des Wasserhaushalts im Organismus ist Kalium der Gegenspieler von Natrium und sorgt dafür, daß innerhalb und außerhalb der Körperzellen die richtige Flüssigkeitskonzentration beibehalten wird. Während Natrium Wasser anzieht und bindet, unterstützt Kalium den

Abtransport und die Ausscheidung von zuviel Flüssigkeit. Des weiteren stabilisiert es den Säure-Basen-Haushalt. Es hat maßgeblichen Anteil an der Weiterleitung von Reizen entlang der Nerven und sorgt für einen gleichmäßigen Herzschlag.

Mangelerscheinungen: Ein Defizit tritt in erster Linie bei Durchfällen oder Erbrechen auf, kann sich aber auch nach starkem Schwitzen einstellen. Da Kalium maßgeblich an der Reizfortleitung der Nerven beteiligt ist, stellen sich dort Störungen ein, die sich anfangs durch Schweregefühl in den Muskeln äußern. Später kommt es zu Muskelschwäche bis hin zu Lähmungen. Da davon auch Herz- und Darmmuskeln betroffen sind, treten Blutdruckabfall und Verstopfung auf, bis hin zu lebensgefährlichen Darmlähmungen oder Herzfunktionsstörungen.

Tagesbedarf: 1 Gramm.

Vorkommen: Kalium wird hauptsächlich über pflanzliche Kost aufgenommen und ist reichlich enthalten in Sojabohnen, weißen Bohnen, Kidneybohnen, getrockneten Aprikosen, Linsen, Weizenkeimen, Mandeln, Hasel-, Erd-, Wal- und Paranüssen, Grünkohl, Avocados, Artischocken, Endiviensalat, Kartoffeln, Spinat und Erbsen.

Symptome bei Überdosierung: Liegt eine Nierenfunktionsstörung mit verminderter Kaliumausscheidung vor, kann es zu einem Überschuß kommen. Ähnlich den Mangelerscheinungen äußert sich dieser durch Schwere- und Schwächegefühl sowie Krämpfen in den Muskeln, Nervenstörungen bis hin zu Wahrnehmungsbeeinträchtigungen und Orientierungsproblemen, Kreislaufzusammenbruch, Herzrhythmusstörungen oder sogar Herzstillstand.

Kalzium

Wirkung im Organismus: Von den bis zu etwa 1500 Gramm im menschlichen Körper gespeicherten Kalzium werden 99 Prozent für den Aufbau von Knochen und Zähnen benötigt. Der Rest unterstützt die Reizfortleitung der Nerven, ist beteiligt an der Blutgerinnung, stärkt die Zellwände und dämpft überschießende Reaktionen des Immunsystems bei Allergien.

Mangelerscheinungen: Am bekanntesten ist die zunehmende Entmineralisierung und fortschreitende Brüchigkeit der Knochen, die Osteoporose. Ein Kalziummangel kann sich aber auch in Muskelkrämpfen, Herzrhythmusstörungen, Bluthochdruck, „Ameisenlaufen" in Armen und Beinen, brüchigen Fingernägeln oder verstärktem Haarausfall äußern.

Tagesbedarf: 800 bis 1000 Milligramm.

Vorkommen: In Milch und Milchprodukten wie Hartkäse, Zuckerschoten, Nüssen, Sesamsamen, Grünkohl.

Symptome bei Überdosierung: Zuviel Kalzium kann die Bildung von Nierensteinen fördern, sofern eine Veranlagung dafür vorliegt. Allerdings ist dieser Einfluß nicht eindeutig belegt, da es auch Erkenntnisse gibt, die auf das Gegenteil hinweisen. Kalzium kann nierensteinbildende Oxalsäure binden und zu ihrer Ausscheidung beitragen. Je mehr Kalzium in der Nahrung enthalten ist, desto weniger Oxalsäure bleibt im Körper zurück. An der Verkalkung der Gefäße (Arteriosklerose) ist Kalzium – auch wenn sich dieses Gerücht hartnäckig hält – nicht beteiligt.

Magnesium

Wirkung im Organismus: Magnesium ist unentbehrlich, um die vom Gehirn in Form von Nervenreizen ausgesandten Befehle von den Nervenenden auf die Muskeln zu übertragen. Es hemmt die Blutgerinnung und schützt auf diese Weise vor Blutgerinnseln in den Gefäßen (Thrombosen) und im Herzen (Infarkt). Darüber hinaus fördert es die Nerventätigkeit bei Streß, indem es für die vermehrte Ausschüttung von Adrenalin sorgt. Das im Nebennierenmark gebildete „Aktivitätshormon" beschleunigt den Herzschlag und hebt den Blutdruck, regt die Atmung an und sorgt allgemein für eine gesteigerte Reaktionsfähigkeit. Außerdem unterstützt Magnesium den Stoffwechsel, indem es die Aktivität von mehr als 300 Enzymen anregt, die an der der Umsetzung von Kohlenhydraten, Eiweißen und Fetten beteiligt sind.

Mangelerscheinungen: Muskelzittern, -zucken und -krämpfe, Herz-Kreislauf-Störungen wie Herzrhythmusstörungen oder Angina pectoris, Leberfunktionsstörungen, Abgespanntheit, Müdigkeit, gesteigerte Nervosität und Reizbarkeit, Konzentrationsprobleme, Störungen der Nierentätigkeit, Schwindelanfälle.

Tagesbedarf: 300 bis 350 Milligramm.

Vorkommen: In Vollkornprodukten, Weizenkeimen und -kleie, Hirse, Linsen, Erbsen, Sojabohnen, Gerstengraupen, Nüssen, Mais, Milchprodukten, Haferflocken, Bierhefe.

Symptome bei Überdosierung: Tritt beim gesunden Menschen normalerweise nicht auf, da überflüssiges Magnesium über die Nieren ausgeschieden wird. Bei Störungen der Nierenfunktion kann dieser Mechanismus jedoch behindert sein, so daß es infolge eines Magnesiumüberangebots im Organismus zu herabgesetztem Blutdruck, Schwindelanfällen, Abgeschlagenheit und Muskelschwäche kommt.

Natrium

Wirkung im Organismus: Wie schon beim Kalium erwähnt, ist Natrium bedeutend an der Regulation des Flüssigkeitshaushalts und des Säure-Basen-Gleichgewichts im Organismus beteiligt. Es bindet das Wasser im Körper und trägt damit zur gesunden Spannung im Gewebe bei. Außerdem unterstützt Natrium die Verdauung und fördert den Einbau von Zucker und Aminosäuren in die Körperzellen. Es aktiviert Enzyme und nimmt an der Fortleitung von Impulsen in Nerven und Muskeln teil.

Mangelerscheinungen: Wird über den Schweiß, aufgrund von Durchfällen oder heftigem Erbrechen zu viel Natrium ausgeschieden, kann es zu Mangelzuständen kommen. Diese äußern sich anfangs mit Apathie, Antriebsschwäche oder gesteigerter Nervosität, Unruhe, schwerer Müdigkeit, Wadenkrämpfen, ausgetrockneten Schleimhäuten und Schwächeanfällen. Später dann mit Pulsrasen, niedrigem Blutdruck sowie durch Bewußtseinsstörungen und heftige Muskelkrämpfe bis hin zum Herzstillstand.

Tagesbedarf: 2 bis 3 Gramm.

Vorkommen: Liegt zusammen mit Chlor in Kochsalz (Natriumchlorid) vor und wird über alle gesalzenen Lebensmittel – meistens sogar überreichlich – aufgenommen.

Symptome bei Überdosierung: Wie schon beim Chlor beschrieben, kann übermäßiger Salzkonsum zu erhöhtem Blutdruck führen. Außerdem zu Wasseransammlungen (Ödemen) im Gewebe und Kopfschmerzen.

Phosphor

Wirkung im Organismus: Phosphor spielt eine wichtige Rolle bei der Umsetzung von Nahrungsenergie in Muskelkraft. Außerdem trägt es – zusammen mit Kalzium – zum Aufbau von Knochen und Zähnen bei (85 Prozent der rund 650 Gramm Phosphor im menschlichen Organismus sind dort gespeichert), sorgt für die Gerinnungsfähigkeit des Blutes und ist Bestandteil des Erbgutes in den Zellkernen. Phosphor unterstützt verschiedene Enzyme bei ihrer Tätigkeit, regt die Funktion von Gehirn und Nerven an. Große Bedeutung kommt Phosphor als Bestandteil von Lecithin darüber hinaus bei der Bildung der Zellmembran zu.

Mangelerscheinungen: Wachstumsstörungen, Knochenerweichung und Skelettverformung, Muskelschmerzen.

Tagesbedarf: 800 bis 1000 Milligramm.

Vorkommen: In Milch und Milchprodukten wie Hartkäse, Innereien, Weizenkeimen, Bierhefe, Seefisch, Krabben, Muscheln, Geflügel, Sojabohnen, Hülsenfrüchten.

Symptome bei Überdosierung: Verminderter Aufbau von Knochensubstanz, bei Kindern hyperkinetisches Syndrom, das sich durch gesteigerte Aktivität äußert (Zappelphilipp)

Schwefel

Wirkung im Organismus: Schwefel ist Bestandteil der Aminosäuren Methionin, Cystein und Cystin, die für die Bildung körpereigener Eiweißstoffe notwendig sind. Darunter auch die Eiweißsubstanz Keratin, die für den Aufbau von Haaren und Nägeln unentbehrlich ist. Außerdem könnte das Hormon Insulin, das für den Abbau von Zucker im Organismus benötigt wird, nicht gebildet werden. Darüber hinaus übernimmt Schwefel eine wichtige Rolle bei der Bildung von Stütz- und Bindegewebe, sowie bei der Entgiftung des Organismus durch die Leber und unterstützt die Wirkung von Enzymen.

Mangelerscheinungen: Abgeschlagenheit, Bindegewebsschwäche, Haarausfall, brüchige Fingernägel, Leberfunktionsstörungen, depressive Verstimmungen, Durchblutungsstörungen.

Tagesbedarf: Steht noch nicht exakt fest.

Vorkommen: In Käse, Fisch, Leber, Haferflocken, Vollkornprodukten, Erdnüssen, Zuckererbsen, Bierhefe.

Symptome bei Überdosierung: Pulsrasen, Kopfschmerzen, Verwirrtheit, Abgeschlagenheit.

Mineralstoffe – die Spurenelemente

Sie kommen nur in Spuren – winzigen Mengen – im Körper vor; dennoch sind sie lebenswichtig. Wie sie im Organismus wirken und wieviel von ihnen täglich benötigt wird, erfahren Sie in den folgenden „Steckbriefen".

Chrom

Wirkung im Organismus: Chrom unterstützt das von der Bauchspeicheldrüse produzierte Hormon Insulin bei der Regulation des Zuckerhaushaltes im Organismus. Über das Insulin, das zusammen mit seinem Gegenspieler Glukagon auch den Cholesterinspiegel im Blut beeinflußt, wirkt Chrom auch der Gefäßverkalkung (Arteriosklerose) entgegen.

Mangelerscheinungen: Liegt im Organismus ein Chrommangel vor, wird damit die Aktivität von Insulin beeinträchtigt, so daß es zu einem Anstieg des Zuckerspiegels kommt. Gleichzeitig nimmt auch das Risiko von Arteriosklerose zu. Außerdem können sich – bei langfristigem und gravierendem Chrommangel – Nervenfunktionsstörungen einstellen.

Tagesbedarf: 50 bis 200 Mikrogramm (Millionstel Gramm).

Vorkommen: In Vollkornprodukten, Käse, Kartoffeln, Leber, Schwarzem Tee, Kakao, Bierhefe, Naturreis, Artischocken, Blütenhonig, Spargel, Schwarzem Pfeffer, Nüssen.

Symptome bei Überdosierung: Chromvergiftungen treten nicht durch ein Überangebot an Chrom in der Nahrung auf, sondern nach langjährigem Kontakt mit chromhaltigen Chemikalien. Sie äußern sich dann durch Kreislaufzusammenbruch, Erbrechen mit Blutbeimengungen, Hautallergien, Ekzeme, Durchfälle, Bauchkrämpfe.

Eisen

Wirkung im Organismus: Eisen ist bedeutender Bestandteil des roten Blutfarbstoffes Hämoglobin und des Muskelfarbstoffes Myoglobin. Beim Hämoglobin übernimmt es die Aufgabe, Sauerstoff und Kohlendioxid zu binden. Damit wird lebenswichtiger Sauerstoff von der Lunge über den Blutkreislauf in die Körperzellen transportiert, der dort für die Verbrennung notwendig ist. Das dabei entstehende „Abfallprodukt" Kohlendioxid wird vom Eisenbestandteil des Hämoglobins ebenfalls gebunden, abtransportiert und der Ausscheidung aus dem Organismus zugeführt. Der Muskelfarbstoff Myoglobin speichert Sauerstoff in den Muskeln und setzt ihn frei, sobald er benötigt wird – etwa, wenn bei erhöhter Muskelaktivität durch eine gesteigerte Verbrennung mehr Energie zur Verfügung gestellt werden muß. Eisen ist also ein ganz wesentlicher Faktor für die Sauerstoffversorgung des Körpers. Darüber hinaus ist es Bestandteil verschiedener Enzyme, die die Entgiftung des Organismus in Gang halten.

Mangelerscheinungen: Eisenmangelanämie (Blutarmut), erhöhte Krankheitsanfälligkeit, Erschöpfungszustände, verringerte Belastungsfähigkeit, Angespanntheit, Appetitlosigkeit, Konzentrationsschwierigkeiten, eingerissene Mundwinkel, übersteigerte Nervosität, Schlafstörungen, blasse und rauhe Haut, Rillen in den Fingernägeln, Kopfschmerzen, brüchiges Haar, Wetterfühligkeit.

Tagesbedarf: 12 bis 20 Milligramm.

Vorkommen: In Vollkornprodukten, Fisch, Fleisch, Pistazien, Spinat, Hülsenfrüchten, Bäcker- und Bierhefe.

Symptome bei Überdosierung: Braunfärbung der Haut aufgrund einer Leberfunktionsstörung, Herzmuskelschwäche, Schädigung der Bauchspeicheldrüse, Diabetes.

Fluor

Wirkung im Organismus: Fluor härtet den Zahnschmelz und hemmt im Mund die Vermehrung von Bakterien. Damit schützt es auf zweifache Weise die Zähne vor Karies. Darüber hinaus härtet es die Knochen und fördert den Einbau von Kalzium in die Knochensubstanz. Fluor ist auch am Aufbau von Muskeln, Haut, Haaren, Bindegewebe und Bändern beteiligt.

Mangelerscheinungen: Zahnfäule (Karies), Wachstumsstörungen, durch Entkalkung hervorgerufene, gesteigerte Knochenbrüchigkeit

Tagesbedarf: 1 Milligramm.

Vorkommen: In Schwarzem Tee, Walnüsse, Fisch, Zwiebeln, Spinat, Pilzen, Schweineleber, Rinderniere.

Symptome bei Überdosierung: Schilddrüsenfunktionsstörungen, Zahnverfärbungen, Knochenverformungen, Nierenschäden, Übelkeit mit Erbrechen. Ab einer Zufuhr von fünf Gramm kann Fluor tödlich sein. Eine Fluor-Überdosierung durch Nahrungsmittel ist jedoch nicht möglich.

Jod

Wirkung im Organismus: Jod ist wichtiger Baustoff für die in der Schilddrüse produzierten Hormone. Ohne Jod wäre ihre Herstellung nicht möglich. Außerdem greift Jod in die Verbrennung der Nährstoffe im Organismus ein und steuert die Geschwindigkeit der Verbrennungsvorgänge.

Mangelerscheinungen: Schilddrüsenfunktionsstörungen mit Kropfbildung und allen damit verbundenen Beschwerden (siehe den Abschnitt „Jod – das Lebensmineral für die Schilddrüse", Seite 79).

Tagesbedarf: 100 bis 200 Mikrogramm.

Vorkommen: In Käse, Seefisch, Meerestieren, Feldsalat, Lauch, Sauerkraut,

Symptome bei Überdosierung: Ebenfalls Schilddrüsenfunktionsstörungen, Verdauungsbeschwerden, Hautjucken, Bindehautentzündungen.

Kobalt

Wirkung im Organismus: Kobalt ist wesentlicher Bestandteil von Vitamin B12 (Cobalamin) und trägt über dieses zur Bildung der roten Blutkörperchen bei. Darüber hinaus fördert Kobalt die Aufnahme von Eisen im Darm und die Tätigkeit verschiedener Enzyme.

Mangelerscheinungen: Abgeschlagenheit, Nervosität, Nervenfunktionsstörungen wie etwa „Ameisenlaufen" in Armen und Beinen, Magen-Darm-Probleme, chronische Müdigkeit, Inkontinenz, Appetitlosigkeit, Blutarmut.

Tagesbedarf: 5 bis 10 Mikrogramm.

Vorkommen: In Rinder- und Kalbsleber, Birnen, Erdnüssen, Hülsenfrüchten, Kakaopulver, Weizenkeimen, Naturreis, Weiß- und Rotkohl, Flunder, Haferkorn, Brokkoli, Walnüssen, Vollmilchschokolade.

Symptome bei Überdosierung: Herzmuskelleiden bis hin zum Herzversagen, Schilddrüsenvergrößerung, Appetitlosigkeit, Gewichtsabnahme.

Kupfer

Wirkung im Organismus: Kupfer unterstützt den Aufbau von Teilen der Nervenfasern (Markscheide), der Zellen, von Bindegewebe, der roten Blutkörperchen sowie der Farbstoffe für Haut und Haare. Außerdem ist es am Eiweißstoffwechsel beteiligt und stärkt als wichtiger Bestandteil der Abwehrkörper das Immunsystem. Im Darm fördert es die Aufnahme von Eisen und trägt somit indirekt zur Sauerstoffversorgung des Organismus bei.

Mangelerscheinungen: Störung der Geschmackswahrnehmung, Abgeschlagenheit, erhöhte Krankheitsanfälligkeit, vorzeitiges Ergrauen der Haare, Haarausfall, Appetitlosigkeit, Nervenfunktionsstörungen und – über die Beeiträchtigung der Aktivität von Eisen – Blutarmut.

Tagesbedarf: 2 bis 4 Milligramm.

Vorkommen: In Ente, Emmentaler, Tomaten, Kaninchen, Muscheln, Langusten, Spargel, Sauerkraut, Spinat, Sonnenblumenkernen, Sesamsamen, Nüssen, Mandeln, Vollkornprodukten, Kakaopulver, Datteln, Bäckerhefe, Rinderleber, Zucker- und Kichererbsen.

Symptome bei Überdosierung: Bindehautentzündung, Schmerzen in Muskeln und Gelenken, Darmkrämpfe mit Durchfällen, Leberschäden.

Mangan

Wirkung im Organismus: Mangan ist Bestandteil verschiedener Enzyme, andere regt es zur Aktivität an, ohne selbst in sie eingebaut zu sein. Zusammen mit Kalzium trägt es zum Aufbau der Zähne, der Knochen und des Bindegewebes bei. Außerdem ist es am Kohlenhydratstoffwechsel beteiligt und unterstützt den Abbau von Cholesterin.

Mangelerscheinungen: Schwindelanfälle, Übelkeit mit Erbrechen, Hautentzündungen, Gewichtsabnahme. Allerdings traten diese Symptome aufgrund eines Manganmangels bisher noch nie auf natürliche Weise auf, sondern konnten lediglich im Experiment hervorgerufen werden.

Tagesbedarf: 2 bis 5 Milligramm.

Vorkommen: In Roter Bete, Spinat, Hirse, Roggenprodukten, Weizenkeimen und -kleie, Buchweizen, Vollkornreis, Grünkern, Hasel- und Walnüssen, Kartoffeln, Haferflocken, Sojabohnen, Sonnenblumenkernen, Kidneybohnen, Bäcker- und Bierhefe.

Symptome bei Überdosierung: Nervenstörungen, Bronchitis, Bronchialasthma, Lungenentzündung, Magen-Darm-Probleme. Eine Überdosierung kommt jedoch durch die Ernährung nicht zustande, sondern lediglich, wenn Menschen erhöhten Mangankonzentrationen in der Umwelt, zum Beispiel bei Erzberggbau, ausgesetzt sind.

Molybdän

Wirkung im Organismus: Molybdän unterstützt die Aktivität von Enzymen, darunter auch von Xanthinoxidase. Diese fördert die Ausscheidung von Harnsäure über die Nieren und beugt damit Gicht vor, die bei einer erhöhten Harnsäurekonzentration im Organismus auftritt. Molybdän stärkt das Immunsystem und regt die Entgiftung des Körpers durch die Leber an. Zusammen mit Fluor trägt es auch zum Kalziumeinbau in Knochen und Zähne bei.

Mangelerscheinungen: Karies, erhöhter Harnsäuregehalt bis hin zu Gicht, Blutarmut.

Tagesbedarf: Steht noch nicht exakt fest, vermutlich zwischen 100 und 500 Mikrogramm.

Vorkommen: In Mais, Hülsenfrüchten, Sojamehl, Haferkorn, Weizenkeimen, Eiern, Erdnüssen, Kartoffeln, Bierhefe, Vollkornreis, Kokosnuß, Innereien, Huhn, Erbsen, grünen Bohnen.

Symptome bei Überdosierung: Gicht, wie auch bei Molybdänmangel.

Nickel

Wirkung im Organismus: Nickel zieht im Hintergrund die Fäden und ist indirekt an wichtigen Vorgängen im Organismus beteiligt, indem es die Aktivität verschiedener Hormone und Enzyme verstärkt. Über diesen „Umweg" beeinflußt es den Kohlenhydratstoffwechsel, die Blutgerinnung, den Abbau des Blutzuckers, den Blutdruck sowie die Aufnahme von Eisen im Darm.

Mangelerscheinungen: Nicht bekannt.

Tagesbedarf: Steht nicht exakt fest, vermutlich zwischen 200 und 500 Mikrogramm.

Vorkommen: In Kakaopulver, Haferkorn, Weizenvollkornprodukten, Schokolade, Schwarzem Tee, Kaffee, Mais, weißen Bohnen, Wirsing, Erbsen, Hasel- und Walnüssen, Hülsenfrüchten, Schokolade.

Symptome bei Überdosierung: Durch Hautkontakt mit Nickel können Hautallergien auftreten.

Selen
Wirkung im Organismus: Selen ist eine äußerst wichtige Stütze des Immunsystems, indem es – wie auch Vitamin E – vor Krebs und Herzinfarkt schützt. Es wehrt die Angriffe Freier Radikale ab und verhindert somit die Entartung von Zellen sowie Arteriosklerose. Darüber hinaus bindet es Schwermetalle wie Blei, Quecksilber und Cadmium und nimmt ihnen damit ihre gesundheitsschädliche Wirkung. Allgemein unterstützt Selen die Arbeit von Leber und Bauchspeicheldrüse.

Mangelerscheinungen: Erhöhte Anfälligkeit für Krebs und Herzinfarkt, allgemeine Muskelschwäche und Herzmuskelschwäche, rheumatische Erkrankungen, Leberfunktionsstörungen.

Tagesbedarf: 50 bis 100 Mikrogramm.

Vorkommen: In Weizenkleie und -keimen, Vollkornprodukten, Scholle, Hummer, Austern, Aal, Rotbarsch, Schweine- und Rinderniere, Schweinefleisch, Hühnerleber, Sojabohnen, Reis.

Symptome bei Überdosierung: Müdigkeit, Haarausfall, Karies, Übelkeit und Erbrechen, Nagelverlust, Gelbfärbung der Haut, starker Mundgeruch, Ausfälle im Zentralnervensystem.

Silicium

Wirkung im Organismus: Silicium hält das Gewebe, darunter auch die Gefäßwände, elastisch, sorgt für straffe Haut und regt das Wachstum von Haaren, Finger- und Zehennägeln an. Es beschleunigt die Wundheilung und unterstützt die Arbeit der Killerzellen des Immunsystems, indem es sie zu verstärkter Aktivität antreibt. Im Verdauungstrakt erleichtert Silicium die Aufnahme von Kalzium, was wiederum Zähnen und Knochen zugute kommt.

Mangelerscheinungen: Haarausfall, brüchige Fingernägel, Wachstumsstörungen.

Tagesbedarf: 20 bis 40 Milligramm.

Vorkommen: Weizen-, Roggen-, Hafer- und Gerstenkorn, grüne Bohnen, Kartoffeln, Lauch, Bananen.

Symptome bei Überdosierung: Bisher nicht bekannt.

Vanadium

Wirkung im Organismus: Vanadium ist bis heute noch ein Spurenelement, dessen Funktionen nicht endgültig erforscht sind. Es wird jedoch vermutet, daß es am Fettstoffwechsel beteiligt ist und darüber den Cholesterinspiegel beeinflußt, am Aufbau von Zahn- und Knochensubstanz mitwirkt, die Schilddrüse unterstützt und den Blutzuckerspiegel senken kann.

Mangelerscheinungen: Bislang noch nicht bekannt.

Tagesbedarf: Steht nicht exakt fest, vermutlich zwischen 100 und 300 Mikrogramm.

Vorkommen: In Krabben, Hummer, Austern, Nüssen, Reis, Vollkornprodukten, Hülsenfrüchten sowie in Pflanzenölen aus Sojabohnen, Sonnenblumen, Maiskeimen und Erdnüssen.

Symptome bei Überdosierung: Auf natürlichem Wege mit der Ernährung wurde bislang keine Überdosierung beobachtet. Durch vermehrten Kontakt mit Vanadium, zum Beispiel bei der Metallverarbeitung in der Stahlindustrie, traten Bindehautentzündungen, Lungenkrämpfe und -entzündungen, Atembeschwerden, Herzrhythmusstörungen, Übelkeit mit Erbrechen, Sehprobleme, Kopfschmerzen und Hautekzeme auf.

Zink

Wirkung im Organismus: Zink greift in den Eiweiß- und Kohlenhydratstoffwechsel ein, steuert die Herstellung des Bauchspeicheldrüsenhormons Insulin und ist Bestandteil von mehr als 70 Enzymen, deren Aktivität es erhöht. Darüber hinaus fördert und beschleunigt es die Wundheilung. Auf das Immunsystem hat Zink einen anregenden Einfluß, ebenso wie auf die Wirkung der Sexualhormone. Es begünstigt das Haarwachstum und bindet – ähnlich wie Selen – Schwermetalle so, daß sie unschädlich werden.

Mangelerscheinungen: Haarausfall, brüchige Nägel, langsame Wundheilung, Wachstumsstörungen wie Zwergwuchs, anhaltende Müdigkeit, Hautleiden, Beeinträchtigung der Geruchs-

und Geschmackswahrnehmung, erhöhte Infektionsanfälligkeit, Nachtblindheit, depressive Verstimmungen.

Tagesbedarf: 15 bis 20 Milligramm.

Vorkommen: In Austern, Schaf-, Rind- und Kalbfleisch, Weizen- und Roggenkeimen, Gerste, Grünkern, Haferflocken, Käse, Kürbis- und Sonnenblumenkernen, Thunfisch, Sprotten, Krabben, Garnelen, Muscheln, Sesamsamen, Linsen, Erbsen, Truthahn, Huhn, Zwiebeln.

Symptome bei Überdosierung: Magen-Darm-Reizungen, Nierenfunktionsstörungen, Durchfälle, Übelkeit mit Erbrechen, Kopfschmerzen und Anämie (Blutarmut) durch die verstärkte Ausscheidung von Eisen und Kupfer infolge Zinküberschuß.

Sind Mineralstoffpräparate empfehlenswert?

Im Grunde genommen ist nichts gegen die Einnahme von Mineralstoffpräparaten einzuwenden. Es gibt sowohl Monopräparate, die nur aus einem einzigen Mineralstoff bestehen, als auch Präparate, die eine Kombination mehrerer Mineralstoffe enthalten. Wobei auch hier gilt: Eine ausgewogene, natürliche Ernährung zur Deckung des Mineralstoffbedarfs ist künstlichen Präparaten vorzuziehen.

Werden Mineralstoffpräparate eingenommen, sollte dies erst nach Rücksprache mit dem Arzt erfolgen. Er kann abschätzen – oder mit einer Laboranalyse auch klar feststellen – ob wirklich ein Mineralstoffmangel vorliegt, der eines Ausgleichs bedarf. Dann haben sich Mineralstoffpräparate in Chelat-Verbindungen gut bewährt. Das sind komplexe Verbindungen von

Mineralstoffen mit organischen Substanzen, zum Beispiel mit Eiweißen, organischen Säuren oder Enzymen, die die Aufnahme der Mineralstoffe im Organismus unterstützen. Schon aus Verkaufsgründen ist das in der Regel auf den Verpackungen angegeben.

Lebensmittel mineralstoffschonend zubereiten

Im wesentlichen gilt auch hier, was auf die Vitamine zutrifft. Je älter ein Lebensmittel ist und je länger es gelagert wird, desto mehr leidet der Mineralstoffgehalt darunter. Auch kann anhaltender Kontakt mit Wasser dazu beitragen, daß Mineralstoffe herausgelöst werden und dadurch verloren gehen. Deshalb hier ein paar Tips zum mineralstoffschonenden Umgang mit Nahrungsmitteln:

- Wässern Sie Gemüse – wie etwa Salat – nicht vor der Zubereitung, sondern lagern Sie es trocken. Reduzieren Sie den Kontakt mit Wasser auf die kürzestnotwendige Zeit, zum Beispiel auf die reine Kochzeit im Dampfkochtopf.
- Schälen Sie Gemüse oder Obst lediglich, wenn es wirklich notwendig ist. Entfernen Sie auch dann nur so wenig Schale wie nötig. Häufig befinden sich in ihr oder kurz darunter die meisten Mineralstoffe.
- Verwenden Sie Obst und Gemüse möglichst frisch. Verdirbt die Ware, leiden auch die Mineralstoffe darunter.
- Dünsten Sie Gemüse – wie zum Beispiel in der asiatischen Küche – nur kurz an, so daß es noch knackig bleibt. Das schont die wertvollen Mineralstoffe.
- Bei der Zubereitung von Fleisch gehen durch Grillen am wenigsten Mineralstoffe verloren. Verwenden Sie

dazu möglichst einen Elektrogrill, oder wickeln Sie das Grillgut beim Holzkohlegrill in Aluminiumfolie. Damit verhindern Sie, daß Fett in die Glut tropft, dort krebserregendes Benzpyren entsteht, mit dem Dampf nach oben steigt und am Grillgut kleben bleibt.

- Schonend für die Mineralstoffe in Fisch und Fleisch ist auch das kurze Anbraten mit wenig Fett in der Pfanne.

Enzyme

Die Hüter der Lebensfunktion

Ohne Enzyme wäre kein Leben möglich. Diese Substanzen, die erst in den letzten Jahrzehnten von der modernen Wissenschaft enträtselt wurden und von denen heute mehr als 2500 verschiedene bekannt sind, organisieren und verwalten, regeln und beschleunigen sämtliche biochemischen Abläufe im Körper. Wie Verkehrspolizisten wachen sie darüber, daß keine Staus auftreten und Schrott nach „Unfällen" entsorgt wird. Sie steuern die Lebensprozesse und heilen Krankheiten.

Enzyme sind Bio-Katalysatoren, die chemische Reaktionen erst ermöglichen und nach deren Zustandekommen unverändert wieder daraus hervorgehen. Ein Beispiel: Fett und Wasser sind zwei Substanzen, die von sich aus nie eine Verbindung eingehen würden. Fett schwimmt oben, Wasser bleibt unten. Wird der Mischung jedoch ein bestimmtes Enzym hinzugefügt, vermittelt es zwischen den beiden „verfeindeten" Parteien, bis sie sich einander annähern und schließlich doch verbinden.

Katalysatoren sind Substanzen, die die Reaktionen von Stoffen miteinander ermöglichen und beschleunigen, die von sich aus nie stattfinden würden oder nur wesentlich langsamer abliefen. So auch die Versorgung der Körperzellen mit Sauerstoff, die schnell und gezielt geschehen muß. Wäre sie nur für wenige Minuten unterbrochen, würden die Zellen unweigerlich absterben.

Rote Blutkörperchen enthalten Eisen, das in der Lage ist, Sauerstoff zu binden. Nichts anderes geschieht, wenn Metall rostet. Allerdings dauert dieser Vorgang in der Natur oft Monate, wenn nicht sogar Jahre. Enzyme in der menschlichen

Lunge bewirken, daß die Übernahme von Sauerstoff aus der Atemluft auf die Eisenbestandteile der Blutkörperchen binnen Sekunden vonstatten geht. Über den Blutkreislauf wird er zu den Zellen transportiert und dort – ebenfalls wieder unter dem Einfluß von Enzymen – abgegeben.

Andere Enzyme sind dafür verantwortlich, daß in Wunden nach Verletzungen das Blut gerinnt. Damit das aber nicht im Blutkreislauf geschieht, in dem das Blut flüssig bleiben muß, gibt es „Gegenenzyme", die im Körper die Gerinnungsreaktion unterbinden. In Magen und Darm sorgen Verdauungsenzyme dafür, daß Kohlenhydrate, Eiweiße und Fette abgebaut werden können.

Enzyme in der Tränenflüssigkeit schützen die Augen vor Infektionen, indem sie Viren und Bakterien vernichten. Den Abtransport dieser „Leichen", wie sie auch nach Abwehrschlachten in anderen Körperteilen vorliegen, organisieren wiederum Enzyme. Auf diese Weise wird der Körper entgiftet und ständig gereinigt.

Im wesentlichen gibt es drei Hauptarten von Enzymen:

- Enzyme, die in den Körperdrüsen, hauptsächlich in der Bauchspeicheldrüse, gebildet werden und für die Verdauung zuständig sind;
- Enzyme, die aus den Körperzellen in den Blutkreislauf gegeben werden und dafür sorgen, daß das Blut flüssig bleibt und nur nach Verletzungen gerinnt. Sie sind auch dafür zuständig, Ablagerungen von den Gefäßwänden zu beseitigen und die Adern sauber zu halten;
- Enzyme, die in den Körperzellen gebildet werden und dort bleiben, um den Stoffwechsel zu steuern.

Jedes der mehr als 2500 inzwischen bekannten Enzyme – abgesehen von wenigen Ausnahmen – kann jedoch nur eine ganz bestimmte Aufgabe bewältigen, für die es geschaffen ist.

So ist es zu erklären, daß beim Mangel eines Enzyms seine Funktion nicht von anderen Enzymen übernommen werden kann. Der Mensch wird krank – von Blähungen und leichten Verdauungsstörungen über Rheuma und Arteriosklerose bis hin zu Krebs reichen die Symptome.

Auch ein vorzeitiger Alterungsprozeß ist auf das Fehlen wichtiger Enzyme zurückzuführen. Von seiner biologischen Beschaffenheit her wäre jeder Mensch leicht dazu in der Lage, ein Alter von 120 Jahren zu erreichen und bis kurz vor seinem Ende körperlich und geistig fit zu bleiben. In der Realität beginnt das Altern jedoch bereits ab 30. Ursache dafür ist ein Mangel von Enzymen, die dafür zuständig sind, Schlacken und Gifte aus den Körperzellen abzutransportieren. Die Zellen verlieren an Lebenskraft, weil sie im „Unrat" förmlich ersticken.

Um Krankheiten und vorzeitigem Altern vorzubeugen, ist es wichtig, dem Organismus ausreichend Vitamine zu geben. Denn diese unterstützen die Enzyme. Oder über die Nahrung Enzymbausteine aufzunehmen, die dann im Körper wirken können.

Eine Schwäche allerdings haben auch Enzyme: Sie sind extrem hitzeempfindlich. Bei Temperaturen wenige Grade über 40 Grad Celsius werden sie zerstört, weshalb höheres Fieber so gefährlich ist. In der Milch zum Beispiel, die eigentlich ein regelrechter Enzymcocktail wäre, sind kaum mehr welche vorhanden – weil sie beim Pasteurisieren durch Erhitzen zerstört wurden. Ähnliches geschieht mit den Vitaminen, die ebenfalls bei höheren Temperaturen denaturiert, also unwirksam werden.

Wichtig für eine gesunde Ernährung, damit der Organismus ausreichend über Bausubstanz für Bio-Katalysatoren verfügt, ist die Versorgung mit möglichst naturnahen Nahrungsmitteln:

- Vor der eigentlichen Mahlzeit einen kleinen Teller mit rohem Gemüse der Saison oder Salat essen.

- Reichlich frisches Obst auf den Speiseplan setzen.
- Wer kein Obst oder Gemüse essen mag, kann auch auf ein Glas Obst- oder Gemüsesaft ausweichen.
- Zwei- bis dreimal in der Woche ein paar Gabeln ungekochtes Sauerkraut zu sich nehmen.
- Mit Müsli, Haferflocken oder Vollkornbrot das Frühstück bereichern.
- Auf Zucker und Weißmehl möglichst verzichten, da sie dem Organismus Vitamine, und damit Enzymbausteine, entziehen.
- Mehrere kleine Mahlzeiten über den Tag verteilt schonen die Enzymreserven des Körpers.

Enzyme in der Medizin

Wie Dr. Rudolf Inderst vom „Arbeitskreis Pro Enzyme" in München erläutert, unterstützen Enzyme die Selbstheilungskräfte des Körpers: „Das Immunsystem wird gestärkt, damit es besser und effektiver gegen Krankheitserreger wie Viren und Bakterien vorgehen kann. Entzündungsabläufe werden beschleunigt. Entzündungen sind positive Reaktionen des Körpers auf Störungen oder Verletzungen. Sie zeigen an, daß der Heilungsprozeß in Gang kommt. Die Enzyme helfen dem Körper, nahezu die Ursachen der Entzündung – und damit der Erkrankung beziehungsweise Verletzung – zu beseitigen. Außerdem verbessern Enzyme die Blutfließeigenschaft, was sich günstig auf die Durchblutung und die Gefäße auswirkt." Das Wirkungsspektrum der Enzyme reicht von entzündungsbedingten Erkrankungen wie Rheuma, aber auch Virusinfektionen – zum Beispiel Herpes – über Autoimmunerkrankungen sowie der Behandlung von Sportverletzungen bis zur begleitenden Krebstherapie.

Kann der Körper Enzyme selbst herstellen?

Ja, und zwar ohne Einschränkung. Vorausgesetzt natürlich, es liegt keine Krankheit vor, die diese Fähigkeit beeinträchtigt. Der Organismus produziert ständig mehr als 2500 Enzyme. Grundbausteine dafür sind 24 verschiedene Aminosäuren, die in unterschiedlichen Reihenfolgen zusammengesetzt werden. Die Möglichkeit der Variationen ist so groß, daß mehr als 2500 verschiedene Enzyme in Form von Eiweißkörpern daraus synthetisiert werden können.

Für eine optimale Funktion benötigen einige Enzyme ein Heer fleißiger Helfer, die sogenannten Co-Enzyme. Diese jedoch kann der Organismus zum großen Teil nicht selbst herstellen, sondern muß sie über die Nahrung zu sich nehmen – es sind die Vitamine und Mineralstoffe. Fehlen sie, ist er bei den meisten Enzymen zwar in der Lage, die Grundbausteine (Aminosäuren) richtig miteinander zu verketten, doch es fehlt ihnen das „Leben", die Wirksamkeit.

Enzyme helfen bei Entzündungen

Jeder Mensch kennt es: Plötzlich kratzt der Hals, man fühlt sich abgeschlagen, schläft nachts schlecht, und am nächsten Morgen ist die Erkältung in vollem Gange. Die Nase läuft, der Hals schmerzt, und beim tiefen Blick in den Spiegel sieht man, daß die Schleimhäute gerötet und entzündet sind. Die Abwehrschlacht gegen die Krankheitserreger ist in vollem Gange. Aber auch bei Verletzungen, wie zum Beispiel beim Umknicken mit dem Fuß oder einen Schnitt mit dem Messer in den Finger, kommt es zu Entzündungen. Bei allergischen Reaktionen, zum Beispiel bei Heuschnupfen, kommt es ebenfalls zu Entzündungen.

Die betroffene Körperregion wird rot, schwillt an, wird warm und schmerzt. Diese Reaktionen signalisieren, daß das Immunsystem intensiv daran arbeitet, den Normalzustand wieder herzustellen, also die Erkrankung zu heilen.

Maßgeblich daran beteiligt sind auch die Enzyme. Sie helfen, den „Schadensbereich" abzugrenzen, damit er sich nicht weiter auf gesundes Gewebe ausdehnen kann. Außerdem machen sie das Blut flüssiger und verbessern die Durchblutung. Damit sorgen sie dafür, daß vermehrt für den Heilungsprozeß wichtige Nährstoffe und Sauerstoff in die Krisenregion befördert werden. Gleichzeitig unterstützen sie Abwehrzellen dabei, die Krankheitserreger zu identifizieren, damit sie diese unschädlich machen können. Reste der Abwehrschlacht, wie abgetötete Erreger, zerkleinern sie und führen sie der Ausscheidung aus dem Organismus zu.

Enzyme heilen Gefäßerkrankungen

Jeder vierte Mann und jede zweite Frau leidet an Krampfadern. Fast jeder neunte Erwachsene verspürt mehr oder weniger starke Beschwerden, die davon ausgehen: Spannungsgefühle, schwere oder geschwollene Beine, Kribbeln beim Liegen oder Sitzen, nächtliche Wadenkrämpfe, Ziehen und Schmerzen.

Ursache für das Venenleiden ist ein gestörter Rückfluß des Blutes zum Herzen auf seinem Kreislauf durch den Körper.

Im Normalfall wird das Blut durch die Arterien vom Herzen aktiv weggepumpt.

Der Rückfluß hingegen erfolgt passiv, ohne Kraftanstrengung oder die Unterstützung der Herzmuskeln. Unterdruck im Brustkorb, der während des Einatmens entsteht, saugt das Blut aus dem Körper zurück in Richtung Herz. Unterstützt wird dieser Vorgang durch die Arbeit der Waden beim Gehen, die das Blut nach oben drücken.

Damit das Blut, wenn der Unterdruck im Brustkorb nachläßt – wie es beim Ausatmen geschieht – oder die Arbeit der Wadenmuskeln aufhört, nicht wieder von der Schwerkraft nach unten gezogen wird, befinden sich in den Venen winzige Klappen. Diese öffnen sich nur für einen Blutfluß zum Herzen hin und verhindern den Abfall der Blutsäule, indem sie dem Rückfluß den Weg verschließen.

Krampfadern entstehen, wenn dieser Mechanismus nicht mehr funktioniert, weil an einer oder mehreren Stellen der Adern die Venenklappen defekt sind oder nicht mehr schließen. Das Blut staut sich, bleibt im Bein, und die Gefäße schwellen an – äußerlich erkennbar durch dicke, blaue Stränge.

Gleichzeitig wird durch den langsameren Blutfluß und die Veränderungen an den Gefäßinnenwänden die Entstehung von Blutgerinnseln, sogenannten Thrombosen, gefördert, sobald verschiedene Risikofaktoren wie Übergewicht, einseitige und fette Ernährung, Bewegungsmangel oder manche Wirkstoffe von Medikamenten hinzukommen. Als Folge der Blutgerinnsel treten in oberflächlichen Venen häufig schmerzhafte Entzündungen mit Schwellungen und Hautrötungen auf. Eine Enzymtherapie kann dann ganz wesentlich dazu beitragen, die Blutgerinnsel aufzulösen und die Entzündungen abzuheilen.

Riskant wird es, wenn sich ein Blutgerinnsel in den tiefen Bein- und Beckenvenen bildet. Über sie erfolgt der Hauptrückstrom des Blutes zum Herzen. Es kommt zu einem äußerst gefährlichen Blutstau. Neben starken Schmerzen, einer Blauverfärbung in der betroffenen Region und starken Schwellungen besteht auch die fatale Möglichkeit, daß sich das Blutgerinnsel löst und auf Wanderschaft geht. Bleibt es unterwegs in einem Gefäß hängen, über das die überwiegende Blutversorgung eines Organs erfolgt, und wird diese unterbrochen, sind schwerwiegende, in vielen Fällen nicht mehr behebbare Schäden die Folge – zum Beispiel eine Lungenembolie. Patienten mit einer Thrombose in den tiefen Venen müssen deshalb sofort in der Klinik behandelt werden, um das Gerinnsel aufzulösen. Bewährt haben sich dazu Behandlungen mit den Enzymen Urokinase und Streptokinase.

Enzyme im Kampf gegen Krebs

Täglich entarten im Körper jedes Menschen bis zu 50 Zellen. Ist das Immunsystem stark, haben sie jedoch keine Chance. Spezielle Abwehrkörper spüren diese Zellen auf und beseitigen sie, bevor sie sich zu einem Krebsgeschwür entwickeln können. Ein schwaches Immunsystem aber kann unter Umständen die Anfänge des Leidens übersehen und sie erst dann wahrnehmen, wenn es schon zu spät ist. Der Tumor ist bereits so weit gewachsen, daß er von den Abwehrkräften nicht mehr beseitigt werden kann.

Um sich ungestört entwickeln zu können, mißbrauchen manche Krebszellen – zum Beispiel bei Krebs der Haut und der Schleimhäute – auch die Gerinnungseigenschaft des Blutes. Über körpereigene Substanzen regen sie in den Gefäßen die Bildung von Blutgerinnseln an, hinter denen sie sich – unsichtbar für die Abwehrzellen – verstecken. Auf diese Weise können einzelne, von der Muttergeschwulst losgelöste Krebszellen durch das Gefäßsystem wandern, um sich dann an einer anderen Stelle im Organismus niederzulassen. Es kommt zur Ausbildung der gefürchteten Metastasen (Tochtergeschwüre).

Um diesen Mechanismus zu unterbinden, können die Enzyme Trypsin und Chymotrypsin – die aus der Bauchspeicheldrüse von Schweinen oder Rindern gewonnen werden – beitragen. Sie wirken der Bildung von Blutgerinnseln entgegen und regen gleichzeitig Vorgänge im Organismus an, die bestehende Blutgerinnsel auflösen. Damit wird Krebszellen ihre „Tarnkappe" genommen, so daß sie für die Abwehrkräfte erkennbar und angreifbar werden. Gleichzeitig gibt es Enzyme, die das Immunsystem stärken und es damit im Kampf gegen Krebszellen schlagkräftiger machen.

Untersuchungen haben ergeben, daß in das Tumorgewebe von Patienten, die vor ihrer Operation mit Enzymen behandelt wurden, bis zu dem Eingriff bereits Abwehrzellen eingedrungen waren. Und wurden Enzyme direkt in einen Tumor injiziert, war bis zur Operation im Bereich der Injektion bereits eine große Zahl von Krebszellen abgetötet.

Zwar kann eine Enzymtherapie bislang die konventionelle Krebsbehandlung – Operation, Strahlen- oder Chemotherapie – nicht ersetzen, aber sie kann sie ganz wesentlich unterstützen, um bessere Heilungserfolge zu erzielen und das Wohlbefinden des Patienten zu fördern. Jede dieser Methoden zieht nämlich als Begleiterscheinung eine zusätzliche Schwächung des Immunsystems nach sich, das aber gerade jetzt optimal funktionieren müßte. Außerdem können als Nebenwirkungen von Strahlen- oder Chemotherapie Übelkeit mit Erbrechen, Müdigkeit, Appetitlosigkeit, Durchfälle, Blähungen, Magen-Darm-Krämpfe, Haarausfall oder Entzündungen der Schleimhäute auftreten. Ein Enzymcocktail aus Trypsin, Chymotrypsin und Papain (aus dem Milchsaft der unreifen Früchte des Melonenbaumes) kann diese Auswirkungen abmildern oder sogar verhindern.

Es liegt auf der Hand, daß gerade bei der Nachsorge von Krebspatienten, bei denen die Hauptgeschwulst mit konventionellen Maßnahmen behandelt wurde, die Enzymtherapie von großem Vorteil sein kann. Kein noch so guter Arzt kann mit absoluter Sicherheit gewährleisten, daß nicht irgendwo im Körper noch einzelne Krebszellen versteckt sind, selbst dann nicht, wenn mit allen zur Verfügung stehenden, modernen Untersuchungsmethoden keine mehr aufgespürt werden konnten. Einzelne Tumorzellen können versteckt schlummern und sich allmählich wieder zu einer Geschwulst entwickeln. Nach Monaten oder Jahren, wenn die Krankheit längst besiegt scheint, kommt sie dennoch wieder zum Ausbruch.

Dieses Risiko kann mit der vorbeugenden Gabe von Enzymen – eventuell auch in Kombination mit Vitaminen und Mineralstoffen – verringert werden. Zum einen helfen sie dem Immunsystem, Krebszellen ausfindig zu machen und zu beseitigen, indem sie deren „Tarnkappe" lüften. Zum anderen unterstützen sie den Abwehrkampf ganz wesentlich, indem sie spezielle Zellen des Immunsystems direkt unterstützen und deren krebsabtötende Wirkung steigern.

Enzyme in der Rheumatherapie

So wie Enzyme allgemein dazu in der Lage sind, Entzündungen zu hemmen und zum Abklingen zu bringen, können sie das auch bei den entzündlichen Vorgängen rheumatischer Erkrankungen. Der Erfolg ist dabei nicht schlechter als bei anderen Methoden der Therapie verschiedener Rheumaformen, manchmal sogar besser. Allerdings halten sich die Nebenwirkungen der Enzymtherapie sehr in Grenzen, die sich bei den herkömmlichen Medikamenten zum Teil sehr unangenehm äußern können. Anwendung finden dabei die Enzyme Trypsin, Chymotrypsin, Papain, Bromelain, das aus der Ananas-Frucht gewonnen wird, und Pankreatin aus der Bauchspeicheldrüse von Schweinen oder Rindern. Sie lindern die Schmerzen und bringen Schwellungen, die manchmal mit Rheuma einhergehen, zur Rückbildung.

Enzyme wehren Viren ab

Gegen Viren ist bislang noch kein Medikament entwickelt worden, das sie abtötet. Sie dringen in Körperzellen ein, drängen ihnen ihr eigenes Erbgut auf und zwingen sie, nach den darin festgelegten Vorgaben, neue Viren zu produzieren. Auf diese Weise unterstützt der Organismus unfreiwillig Viren bei ihrer Vermehrung.

Antibiotika können den Viren nichts anhaben, sondern wirken nur gegen Bakterien. Und sogenannte Virustatika hemmen lediglich die Vermehrung der Viren, indem sie entweder deren Erbinformationen zerstören oder in der Wirtszelle des Virus bestimmte Mechanismen blockieren, die für den Bau neuer Viren notwendig sind. Das gelingt jedoch nicht bei allen Virustypen vollständig. Herpes-Viren zum Beispiel haben eine Möglichkeit, den Medikamenten zu entkommen, indem sie sich für einige Zeit „totstellen", um dann später, wenn ihnen keine Gefahr mehr droht, wieder aktiv zu werden.

Durch Medikamente verwundbare Viren jedoch, die bereits im Körper vorhanden sind, können sich zwar vielleicht nicht mehr fortpflanzen, aber weiterhin ihr Unwesen treiben – bis das körpereigene Abwehrsystem ihrer habhaft wird. Dazu kann es für jeden einzelnen Virus maßgerechte Antikörper produzieren, die sich auf ihn stürzen und ihn unschädlich machen. Oder aber bestimmte Freßzellen, sogenannte Makrophagen, machen Viren und virusbefallene Körperzellen ausfindig und beseitigen sie.

Auch Enzyme, deren Aufgabe es ist, wertloses und verbrauchtes Eiweiß zu zerlegen und zu beseitigen, können Viren bekämpfen, und zwar, solange diese noch nicht in Körperzellen eingedrungen sind. Viren umgeben sich außen mit einer Eiweißhülle. Auf dieses Eiweiß reagieren die Enzyme und erkennen es als „Müll", der beseitigt werden muß. Sie greifen es an, lösen es auf und beseitigen dadurch die Viren.

Nun haben Viren jedoch eine Art Tarnung entwickelt, die sie anwenden, sobald sie sich an eine Körperzelle angeheftet haben, aber noch nicht eingedrungen sind. Dazu nützen sie wieder einen natürlichen Schutzmechanismus des Körpers aus und machen ihn zu ihrem unfreiwilligen Verbündeten. Der Organismus erkennt, daß mit der vom Virus befallenen Zelle etwas nicht in Ordnung ist, und reagiert sofort, indem er versucht, die Krisenregion abzugrenzen und eine Ausbreitung auf weitere Zellen zu unterbinden. Dazu belegt er den Virus und die Stelle, an der er auf der Körperzelle sitzt, mit dem Blutklebstoff Fibrin. Dem Abwehrsystem ist es von da an unmöglich, den Virus unter seiner Tarnkappe zu erkennen. Also läßt es ihn unbehelligt. Die Enzyme jedoch, stets danach bestrebt, Ordnung zu schaffen, identifizieren den Fibrinklebstoff als Eiweiß, das beseitigt werden muß, und lüften die Kappe über dem Virus. Damit können ihn die Abwehrzellen wieder wahrnehmen und vernichten ihn.

Enzyme schützen vor vorzeitigem Altern

Die durchschnittliche Lebenserwartung liegt heute für Frauen bei etwa 79, für Männer bei 73 Jahren. Doch der eigentliche Alterungsprozeß beginnt bereits wesentlich früher, ohne daß wir anfangs etwas davon merken. Schon zwischen 20 und 30

Jahren, nach dem „Erwachsenwerden", beginnt eine Umkehr der Aufbaufunktion aller Zellen im Organismus. Wurden die Jahre zuvor, am schnellsten nach der Geburt und in der Kindheit, überwiegend neue Zellen aufgebaut und weniger abgebaut, wird dieser Vorgang allmählich langsamer und kehrt sich später sogar um. Jenseits des 40. oder 50. Lebensjahres machen sich die ersten Alterserscheinungen bemerkbar, weil „abgenützte" Zellen nicht mehr im gleichen Tempo regeneriert werden, wie sie der Organismus verbraucht. Je nachdem, welche Zellen vermehrt angestrengt wurden, äußern sich die Abnutzungserscheinungen nicht bei allen Menschen gleich. Wer vielleicht zeitlebens üppig und fettreich gegessen hat, beginnt an Arteriosklerose (Gefäßverkalkung) oder Verdauungsschwierigkeiten zu leiden. Wer den ganzen Tag von morgens bis abends einer Beschäftigung mit einseitiger Körperhaltung im Büro nachgegangen ist, merkt es unter Umständen zuerst im Kreuz. Oder wer täglich eine Zigarette nach der anderen rauchte, wird – neben Beeinträchtigungen des Herz-Kreislauf-Systems – wahrscheinlich mit Atemproblemen zu kämpfen haben.

Genauso wie die Körperzellen allmählich ihre Leistungsfähigkeit verlieren, leiden auch die Vitalstoffe des Organismus – darunter die Enzyme – unter dem zunehmenden Verschleiß. Ihre Aktivität wird gedämpft, sie können nicht mehr die volle Leistung erbringen oder werden nicht mehr in der erforderlichen Menge hergestellt. Das zeigt sich zum Beispiel auch daran, daß bei manchen Menschen die Bauchspeicheldrüse, eine wichtige Enzymfabrik im Körper, ab dem 40. Lebensjahr gewisse Ermüdungserscheinungen aufzuweisen beginnt. Dann nimmt der Enzymausstoß ab.

Für den Körper bedeutet das: Es stehen für die Erfüllung wichtiger Aufgaben allmählich weniger Enzyme bereit, und

manche von ihnen verfügen nicht mehr über die volle Schlag-
kraft wie in jungen Jahren, sondern sind einfach im Laufe des
Alterungsprozesses schwächer geworden.

Das hat zwei gravierende Folgen:

- Eine der Hauptaufgaben der Enzyme im Körper ist, für
  Ordnung zu sorgen. Dazu gehören so wichtige Räumaufgaben
  gaben wie das Beseitigen der von den Abwehrkräften
  abgetöteten Krankheitserreger (oder deren verbliebener
  Teile), aber auch der Abbau verbrauchter Körperzellen,
  um Platz für neue zu schaffen. Allerdings geraten die
  wenigen oder geschwächten Enzyme nun in Verzug.
  Stoffwechselrückstände und andere Verunreinigungen
  nehmen langsam überhand. Schlacken sammeln sich
  immer weiter an, lagern sich im Gewebe und haarfeinen
  Blutgefäßen, sogenannten Kapillaren, ab. Der freie Blutfluß wird behindert, mikroskopisch kleinste Adern können
  sogar so verstopft sein, daß kein Blut mehr hindurch
  kann. Einzelne Zellen sind von der Sauerstoff- und Nähr-
  stoffversorgung teilweise oder ganz abgekoppelt. Sie stellen ihre Tätigkeit ein oder verlangsamen sie, was
  wiederum den Alterungsprozeß beschleunigt.

- Neue Zellen, die an die Stelle „verbrauchter" rücken sollen, liegen im gesamten Organismus im Bindegewebe
  (Mesenchym) in einer Art Vorstufe vor. Dabei ist noch
  nicht exakt festgelegt, welche Aufgabe sie später einmal
  übernehmen sollen. Erst, wenn das feststeht, werden die
  bis dahin unspezifischen Zellen aus ihrem Depot geholt,
  und es folgt der Abschluß ihrer Entwicklung, der sie
  genau für den vorgesehenen Einsatz spezialisiert. Eine
  wichtige Rolle als Lehrmeister, die die Zellen auf ihre
  zukünftige Aufgabe vorbereiten, spielen dabei die
  Enzyme. Mangelt es jedoch an Lehrpersonal, kann dieser

letzte Abschnitt der Zellentwicklung nicht mehr vollständig abgeschlossen werden. Da jedoch im Körper zum Ersatz ausgedienter Zellen dringend neue benötigt werden, ersetzt sie der Organismus zur Not mit noch nicht voll ausgereiften Jungzellen, damit keine Lücken entstehen. Da diese jedoch noch nicht vollständig für ihre Funktion ausgebildet und spezialisiert sind, können ihnen bei ihrer Arbeit Fehler unterlaufen, die sich in Alterserscheinungen oder -krankheiten äußern.

Je mehr deshalb aktiv vom Menschen der Enzymhaushalt beeinflußt wird – sei es durch vollwertige, gesunde Ernährung, um dem Organismus Grundstoffe für die Neubildung von Enzymen zuzuführen, sei es durch die Einnahme von Enzympräparaten – desto geringer und seltener entsteht ein Enzymmangel. Vorzeitigem Altern kann auf diese Weise erfolgreich vorgebeugt werden.

Sollte man zusätzlich Enzyme aufnehmen?

Enzyme können also nicht nur zur Heilung einer Vielzahl von Krankheiten beitragen, sondern gleich von vorneherein deren Ausbruch vorbeugen. Da stellt sich zwangsläufig die Frage: Soll man Enzyme vorsorglich zu sich nehmen?

Über die Ernährung ist es schwierig. Auch wenn Enzyme, wie etwa Bromelain in der Ananas, in den Lebensmitteln reichlich enthalten sind, gehen sie im Magen den Weg jeder Eiweißverbindung. Die Magensäure zersetzt sie. Die einzige Ausnahme stellt das Verdauungsenzym Pepsin dar, dem die Magensäure nichts anhaben kann. Es wird benötigt, um die eiweißspaltende Arbeit des Magens zu unterstützen.

Besser ist es, die für die Wirksamkeit von Enzymen so wichtigen Co-Enzyme – Vitamine und Mineralstoffe – aufzunehmen. Sie werden in die Körperzellen transportiert, wo dann die „fertigen" Enzyme zusammengebaut werden. Diese Aufgabe übernehmen die in jeder Körperzelle vorhandenen Ribosomen. Sie produzieren nach den in der Erbsubstanz vorgegeben Anordnungen Eiweißkörper, darunter auch die Enzyme.

Eine Möglichkeit gibt es allerdings schon, Enzyme aufzunehmen. Und zwar als fertige Enzympräparate. Es gibt sie in Form von Tabletten, Dragees oder Granulaten, die zum Schutz vor der Magensäure mit einem speziellen Überzug versehen sind. Sie gehen unbeschädigt durch den Magen in den oberen Teil des Dünndarms. Dort löst sich der Überzug auf und gibt die Enzyme frei. Die wandern nun durch die Darmschleimhaut und legen an bestimmten Stellen der Darmzellenoberfläche, sogenannten Rezeptoren, an. Diese Zellen verkapseln das Enzym mit einer Hülle, bis eine Art „Bläschen" entsteht, das sie dann in ihr Inneres aufnehmen. Von der Zelle wird das Enzym an winzige Blutgefäße abgegeben, an die sie angeschlossen ist. Von hier aus wird es mit dem Blutstrom dorthin transportiert, wo es benötigt wird, zum Beispiel zu einem Entzündungsherd.

Neben Tabletten, Dragees oder Granulaten zur inneren Anwendung gibt es auch noch Salben, die äußerlich aufgetragen werden, um die Wundheilung zu beschleunigen.

In den Apotheken wird eine Vielzahl von Enzympräparaten angeboten, die ohne Rezept gekauft werden können. Man sollte sich vom Apotheker Beraten lassen.

Da es jedoch auch einige Kriterien gibt, bei denen Enzympräparate nicht eingenommen werden dürfen, empfiehlt es sich, vor einer Eigenbehandlung mit dem Arzt darüber zu sprechen.

Keine Enzyme sollte man einnehmen,

- wenn Allergien, vor allem Eiweißallergien, vorliegen;
- bei gleichzeitiger Einnahme blutgerinnungshemmender Medikamente;
- wenn ein erhöhtes Blutungsrisiko vorhanden ist, zum Beispiel bei der Bluterkrankheit;
- während der Schwangerschaft – besonders im ersten und drittel Drittel – oder der Stillzeit, es sei denn, der Arzt hat es ausdrücklich gestattet;
- sofern man an Organfunktionsstörungen, insbesondere der Leber und der Nieren, leidet;
- wenn Operationen unmittelbar bevorstehen oder durchgeführt wurden;
- solange Medikamente genommen werden müssen, die verhindern, daß sich die Blutplättchen zusammenlagern (z.B. Acetylsalicylsäure);
- wenn eine Entzündung der Bauchspeicheldrüse vorliegt, es sei denn der Arzt hat es erlaubt.

Hat man sich für ein Enzympräparat entschieden, müssen – um eine optimale Wirkung zu erzielen und eventuelle Nebenwirkungen auszuschließen – unbedingt die Einnahmevorschriften und Dosierungsanleitungen eingehalten werden. Sie geben an, wann, mit wieviel Flüssigkeit und in welcher Menge die Präparate zu schlucken sind. Bei akuten Leiden, wie etwa Entzündungen, wird in der Regel mit einer höheren Dosis zur Stoßtherapie begonnen, die man dann allmählich reduziert.

Als Nebenwirkungen kann es in seltenen Fällen zu Verdauungsstörungen wie Durchfall oder Verstopfung, Übelkeit, Bauch- oder Magendrücken, Blähungen, allergischen Reaktionen, Hautjucken oder -rötung kommen. Gelegentlich können auch Veränderungen des Stuhls in Farbe, Geruch oder

Beschaffenheit auftreten. Alle diese Symptome sind jedoch harmlos und verschwinden schon bald wieder nach Beendigung der Enzym-Einnahme. Bleibende oder ernstzunehmende Beschwerden wurden jedenfalls bislang noch nicht beobachtet. Manchmal genügt es auch schon, die vorgeschriebene Empfehlung für die Tagesmenge auf mehrere einzelne Einnahmen zu verteilen, um ein Abklingen der Nebenwirkungen zu erreichen.

Noch Zukunftsmusik – mit Enzymen zum ewigen Leben

Ewiges – oder zumindest ein erheblich verlängertes – Leben war schon immer ein Traum der Menschen. Doch alle bisherigen Versuche, das zu verwirklichen, brachten nur bescheidene Erfolge und stellten höchstens raffinierte Geschäftemacher zufrieden. Selbst wenn die geheimen Tips noch so „vielversprechend" schienen: Im alten Ägypten schwur man auf die erneuernde Wirkung der Galle von Schakalen, die Chinesen schlürften voller Hoffnung einen Sud aus Chrysanthemen, und die Inder verzehrten Spatzeneier. Papst Innozenz VIII. versuchte es mit dem Blut zehnjähriger Knaben, sein Nachfolger Pius XII. kochte vier Stierhoden, schmeckte sie mit Zimt, Muskat und gemahlenen Lammnieren ab – keiner dieser „Jungbrunnen" erfüllte auch nur im Ansatz die in ihn gesetzten Erwartungen. Selbst modernere Verfahren, das Leben zu verlängern, bieten keine besseren Aussichten.

Allerdings gelang es jetzt den amerikanischen Wissenschaftlerinnen Elizabeth Blackburn und Carol Greider, zumindest in der Theorie, einen Ansatzpunkt für eine Lebensverlängerung zu finden. Oder anders herum: Es scheint so, daß der Schlüssel zum Alter entdeckt wurde – das Unsterblichkeits-Enzym Telomerase.

Beim Embryo, so fanden Zellbiologen am University of Texas Southwestern Medical Center in Dallas heraus, ist die Substanz noch in jeder einzelnen Körperzelle vorhanden. Auf geheimnisvolle, noch nicht erforschte Weise verschwindet sie nach der Geburt aus fast allen Arten von Zellen. Nur in wenigen Zelltypen, die für den ständigen Regenerationsprozeß des Körpers zuständig und an der Fortpflanzung beteiligt sind, bleibt sie bestehen: in den Knochenmarkszellen, die das Blut bilden, in den Stammzellen, die das Haut- und Darmgewebe verjüngen, und in den Keimzellen der Hoden. Das Enzym sorgt dafür, daß in diesen Zellen praktisch kein Alterungsprozeß stattfindet, sondern die Jugend erhalten bleibt.

Die verjüngende Wirkung von Telomerase hat aber auch einen großen Nachteil, wenn sie aus dem Ruder gerät. So haben die Wissenschaftler in Dallas nämlich ebenfalls festgestellt, daß in den meisten Krebszellen reichlich Telomerase vorhanden ist. Von über 1000 untersuchten Krebsgeschwüren war in mehr als 90 Prozent die Substanz nachweisbar.

Zwei mögliche Anwendungsgebiete – auch wenn dies noch Zukunftsmusik ist – lassen sich aus den Forschungsergebnissen über das Unsterblichkeits-Enzym ableiten:

- Gelänge es den Wissenschaftlern, eine Arznei zu entwikkeln, die dafür sorgt, daß das Enzym nach der Geburt nicht aus fast allen Körperzellen verschwindet, sondern erhalten bleibt, wäre das wahrscheinlich das Tor zur ewigen Jugend. Der Alterungsprozeß würde gebremst, oder er würde erst gar nicht einsetzen. Voraussetzung allerdings ist, daß die Wirkung von Telomerase gesteuert werden kann und es nicht zur unkontrollierten Teilung von Zellen – und damit zu Krebs – kommt.

- Im Gegenzug könnte ein Medikament entwickelt werden, das die Wirkung der Telomerase herabsetzt oder vollständig stoppt. Bei fast allen Arten von Krebserkrankungen könnte damit der unkontrollierten Zellteilung Einhalt geboten werden. Ein Sieg über diese Geißel der Menschheit rückt damit plötzlich in greifbare Nähe.

Aminosäuren als Grundbausteine der Enzyme

Wie schon früher beschrieben, ist jedes der mehr als 2500 verschiedenen, im Körper vorhandenen Enzyme aus Aminosäuren zusammengesetzt. Rund 50 Aminosäuren sind der Wissenschaft bis heute bekannt, doch nicht alle von ihnen kommen im menschlichen Organismus vor. Einige sind sehr selten und lediglich in Pflanzen oder Mikroorganismen zu finden.

Gesichert ist, daß 24 Aminosäuren die Grundbausteine aller Enzyme darstellen. Einige Wissenschaftler vermuten, daß sogar 25 Aminosäuren daran beteiligt sind – doch nach der „letzten" Aminosäure wird noch fieberhaft gesucht.

„Die Aminosäuren stellen seit rund 20 Milliarden Jahren eine Art Alphabet dar, aus dem sich sämtliche Eiweiße in allen Lebensformen aufbauen", so Dr. Josef Heinzler vom Medizinischen Lehrinstitut der Universität München. „In Eiweißen liegen die Aminosäuren in bestimmten Verknüpfungsfolgen vor." Je nachdem, in welcher Reihenfolge die Aminosäuren miteinander verknüpft sind, unterscheiden sich die daraus resultierenden Eiweißsubstanzen. Dr. Heinzler: „Viele Aminosäuren vermag der menschliche Organismus zu synthetisieren, andere, die essentiellen oder unentbehrlichen Aminosäuren, müssen zugeführt werden." Fehlen sie im Organismus, kommt es zu ähnlichen Beschwerden und Erkrankungen, wie sie auch bei Vitaminmangel auftreten.

Die essentiellen Aminosäuren und ihre Aufgabe im Körper

- *Phenylalanin:* Hebt die Stimmung, sorgt für ein gutes Gedächtnis, unterstützt Leber und Niere bei der Ausscheidung von Schadstoffen, fördert beim Essen das Sättigungsgefühl.
- *Tryptophan:* Wird im Organismus in die Vitaminvorstufe Nicotinsäure umgewandelt.
- *Threonin:* Spielt eine wichtige Rolle im Immunsystem. Andauernder Mangel hat chronische Müdigkeit zur Folge.
- *Methionin:* Unterstützt die Entgiftung des Körpers über Leber und Nieren.
- *Valin, Leucin, Isoleucin:* Fördern den Aufbau von Muskelmasse und unterstützen den Kohlenhydratstoffwechsel. Ein Mangel an diesen drei Aminosäuren führt zu einer vermehrten Ausschüttung von Serotonin und damit zu nachlassender Leistungskraft sowie vorzeitiger Ermüdung.
- *Lysin:* Ist maßgeblich an der Bildung zahlreicher Enzyme beteiligt, unterstützt das Immunsystem und wirkt insbesondere der Bildung von Tumoren entgegen.

Diese Aminosäuren kann der Körper selbst nicht herstellen, sondern muß sie von außen zugeführt bekommen. Das kann über die Nahrung geschehen, aber auch über Aminosäurenpräparate. Neueste Forschungen haben jedoch ergeben, daß es wenig Sinn macht, nur einzelne Aminosäuren über Präparate aufzunehmen. Sie sollten mindestens 20 verschiedene Aminosäuren beinhalten, da diese sich gegenseitig unterstützen und ergänzen, um effektiv „arbeiten" zu können.

Auf natürliche Weise sind Aminosäuren in allen eiweißhaltigen Nahrungsmitteln vorhanden, zum Beispiel Käse, Milch, Joghurt, Brot, Eier, Backwaren, Fleisch, Wurst und Fisch. Dabei wird unterschieden zwischen vollwertigem Eiweiß, das alle für den Menschen notwendigen Aminosäuren besitzt, und nicht vollwertigem Eiweiß, dem eine oder mehr essentielle Aminosäuren fehlen.

Einen hohen biologischen Wert im Hinblick auf Aminosäuren weist Fischeiweiß auf. Da es alle essentiellen Aminosäuren enthält, übertrifft es darin viele Milch- und Pflanzenprodukte. Vollwertiges Eiweiß, also alle für den Organismus unentbehrlichen Aminosäuren, enthalten außerdem Sojabohnen und Kartoffeln.

Um alle Stoffwechselprozesse im Organismus, darunter auch die Herstellung von Enzymen, ohne Unterbrechung aufrechtzuerhalten, sollte von einem gesunden Menschen täglich pro Kilogramm Körpergewicht ein Gramm vollwertiges Eiweiß verzehrt werden. Bei Sportlern, Kranken, in der Wachstumsphase und in den Wechseljahren, bei erhöhtem Streß und Abwehrschwäche sowie zur Verbesserung des Konzentrationsvermögens und des Gedächtnisses liegt der Eiweißbedarf höher.

Wer einen erhöhten Aminosäurenbedarf hat
- Sportler: Enzyme steuern den Aufbau von Muskelgewebe, sorgen für stabile Knochen, straffe Haut und festes Bindegewebe. Außerdem tragen sie in den Muskeln zur raschen Umwandlung von chemischer Energie in Bewegung bei.
- Frauen während der Wechseljahre: Rund die Hälfte aller Frauen hat bis zum Alter von 50 Jahren die letzte Menstruation. Neben Wechseljahresbeschwerden wie Schlafstörungen, depressiven Verstimmungen, Hitzewallungen und nachlassender Leistungsfähigkeit, klagen viele Frauen über eine Gewichtszunahme. Aminosäuren und aus ihnen gebildete Enzyme beschleunigen den Stoffwechsel und die

Fettverbrennung und regen damit zum Abbau von Übergewicht an.

- Personen mit Gedächtnis- und Konzentrationsstörungen:
Insbesondere die Aminosäure Lysin trägt zur Bildung von
Enzymen bei, die den Stoffwechsel im Gehirn unterstützen
und anregen. Gedächtnis- und Konzentrationsstörungen
können wesentlich gebessert oder sogar vollkommen beseitigt werden.

- Menschen unter Streß: Wer ständig unter Streß steht und
kaum zur Ruhe findet, überansprucht sein Immunsystem.
Geschwächte Abwehrkräfte sind die Folge. Da aber gerade
Enzyme eine wichtige Rolle im Abwehrsystem des Organismus einnehmen, sollte auf eine ausreichende Versorgung mit Aminosäuren geachtet werden.

- Kinder und Jugendliche: Bis über das erste Lebensjahr-
zehnt hinaus befindet sich der Körper in seiner Aufbau-
phase. Die Entwicklung wird erst danach abgeschlossen.
Da Enzyme – wie schon früher beschrieben – wichtige
„Lehrmeister" für die späteren Aufgaben der einzelnen
Typen von Körperzellen sind, sollten genügend von ihnen
bereitstehen – und damit auch von ihrer Grundsubstanz,
den Aminosäuren.

- Senioren: Zunehmender Enzymverschleiß infolge ver-
mehrter Regenerations- und Reparationsvorgänge im Organismus bedingt die verstärkte Neubildung von Enzymen.
Damit diese aber erfolgen kann, bedarf es auch der erhöhten Zufuhr von „Baustoffen".

Der Zusammenhang von Aminosäuren und Enzymen ist
allerdings noch viel komplizierter, als daß es sich lediglich
um Baustoffe (Aminosäuren) und deren Endprodukt (Enzyme) handelt. Beide stehen in einem fließenden und harmo-

nischen Gleichgewicht zueinander und sind zu einem großen Teil aufeinander angewiesen. Viele Eiweißsubstanzen, und darunter auch Enzyme, könnten aus Aminosäuren nicht gebildet werden, wenn nicht gleichzeitig wieder Enzyme deren Produktion unterstützten. Es besteht also eine gegenseitige Abhängigkeit.

Enzyme zur Diagnose von Krankheiten

Beim gesunden Menschen liegen Enzyme in relativ niedrigen, konstanten Mengen im Blutserum vor. Kommt es jedoch zu Krankheiten wie etwa Organschädigungen, werden von den betroffenen Zellen verstärkt spezielle Enzyme ins Blut ausgeschüttet. Mit Hilfe von Laboranalysen wird die Aktivität von Enzymen im Blutserum gemessen. Wird ein Aktivitätsanstieg einzelner Enzyme festgestellt, lassen sich daraus Rückschlüsse ziehen, welche Erkrankung vorliegt. Der Enzymdiagnostik kommt somit im Bereich der modernen Medizin eine wichtige Bedeutung zu. Gemessen wird in U/L (=Internationale Enzymaktivitäts-Einheiten pro Liter).

- *Alaninaminotransferase* (ALT) – Normalwert Frauen bis 15, Männer bis 19 U/l: Eine Erhöhung kann durch Herz-, Muskel-, Leber- oder Gallenwegserkrankungen hervorgerufen werden.
- *Aspartataminotransferase* (AST) – Normalwert Frauen bis 19, Männer bis 23 U/l: Wie ALT, außerdem kommt AST bei der Frühdiagnostik eines Herzinfarkts zur Anwendung.
- *Gamma-Glutamyl-Transferase* (GGT) – Normalwert Frauen 4 bis 18, Männer 4 bis 28 U/l: Erhöhung zeigt Erkrankungen der Leber, der Bauchspeicheldrüse und der Gallenwege an.
- *Alkalische Phosphatasen* (AP) – Normalwert Frauen im Alter bis 50 Jahre 55 bis 147 U/l, Frauen über 50 Jahre 60 bis 170 U/l, Männer 70 bis 175 U/l: Ursache einer Erhöhung kann

eine Knochenerkrankung, eine Schilddrüsenüberfunktion, ein Leberleiden oder Verschluß der Gallenwege sein. Tritt auch häufig während der Schwangerschaft auf.

- *Saure Phosphatasen* – Normalwert 5 bis 13 U/l: Eine Erhöhung kann vorliegen bei verschiedenen Knochenleiden, Prostatakarzinom und Blutkrankheiten.

- *Laktat-Dehydrogenase* (LDH) – Normalwert 120 – 240 U/l: Erhöhung zeigt Leber- oder Nierenleiden, Herzinfarkt, Muskelkrankheiten, Bluterkrankungen oder einzelne Typen von Zellentartungen an.

- *Kreatin-Phosphokinase* (CPK) – Normalwert 10 bis 80 U/l: Erhöhte Werte weisen auf Herz- oder Skelettmuskelschädigungen hin.

- *Amylase* – Normalwert bis 110 U/l (Alpha-Amylase): Erhöhte Werte kommen bei Entzündungen der Bauchspeicheldrüse, der Gallenblase, im Dünndarm, des Magens, der Ohrspeicheldrüsen und verschiedenen Krebsleiden vor.

- *Lipase* – Normalwert bis 200 U/l (turbidimetrischer Test): Höhere Werte deuten auf eine Bauchspeicheldrüsenentzündung oder eine eingeschränkte Nierenfunktion hin.

Adressen für weitere Informationen:

Arbeitskreis Pro Enzyme (APE)
Kanalstr. 17
80538 München
Tel. 089/29160115

Arbeitskreis Ernährungs- und Vitamin-Information e.V. (evi)
Schweizer Straße 9
60594 Frankfurt/Main
Tel. 069/619011

Deutsche Gesellschaft für Ernährung (DGE)
Postfach 93 02 01
60457 Frankfurt/Main
Tel. 069/976803-0

Österreichsche Gesellschaft für Ernährung (ÖGE)
Zaunergasse 1-3
1030 Wien
Tel. 01-7122121

Schweizerische Gesellschaft für Ernährungsforschung (SGE)
Universitätsstraße 2
8092 Zürich
Tel. 01-6323255

Informationsstelle für Vitamine, Ernährung und Gesundheit
Arosastraße 4
8008 Zürich
Tel. 01-3822138

Register

Die neuen
Ratgeber von NEFF

NEFF